血管がぐんぐん若返る!!

豆乳オリーブオイル

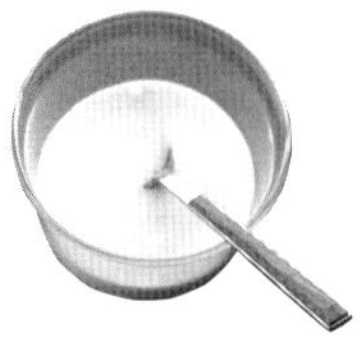

はじめに

管理栄養士として、料理家として、食と健康について取り組むようになって25年以上になります。体の健康も、心の健康も、食べものがもとになっているという想いから、ミルクを使ったレシピの研究にも力を入れ、美味しく減塩ができる〈乳和食〉という食の新しいジャンルも開発してきました。また、子どもたちが健康に成長するための食の大切さも〈育脳〉をテーマに訴え続けています。

最近では、心筋梗塞や動脈硬化、脳梗塞など血管力の衰えによる突然死が問題になっています。これらの病気を予防して、いつまでも元気で過ごすためには何を食べたらよいかを考えて生まれたのが「豆乳オリーブオイル」です。

豆乳とオリーブオイルという、誰でも知っているおなじみの食材。

このふたつを組み合わせたまったく新しい調味料です。これを使うだけで、減塩、減糖、減カロリーなどのさまざまなメリットがあり、毎日の食事が健康的なものに変わるのです。しかも、いつもの料理が断然美味しくなるのです。

さあ、さっそく「豆乳オリーブオイル」生活を始めてみませんか？

小山浩子

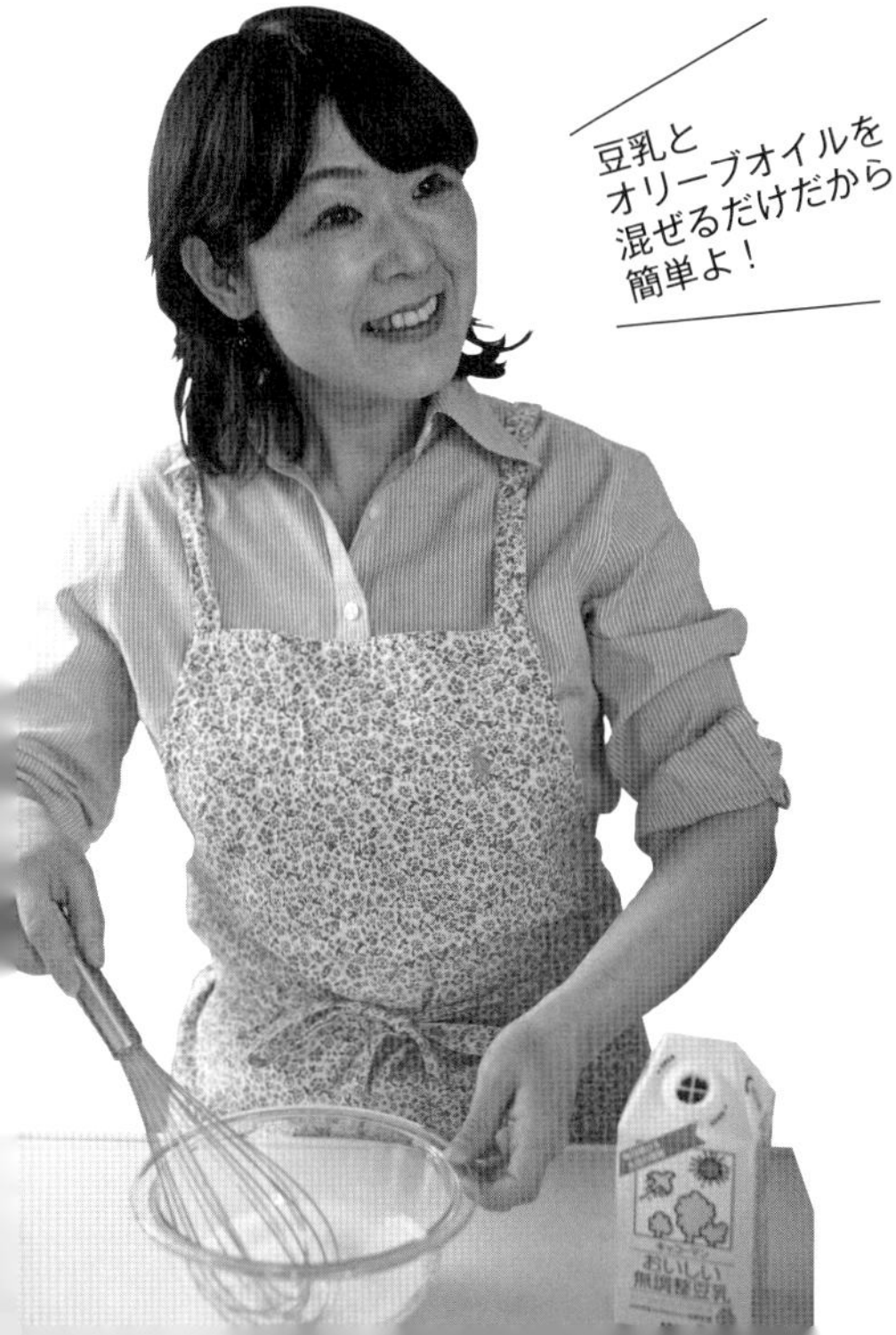
豆乳と
オリーブオイルを
混ぜるだけだから
簡単よ！

10 豆乳オリーブオイルの効用

食べるだけで健康になれる
新・調味料「豆乳オリーブオイル」。
現代人のさまざまな悩みや不安を
予防・改善してくれる
まさに魔法の調味料です！

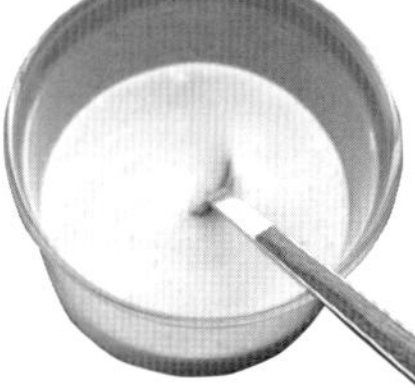

1 減塩

調理に塩を
使わなくても
深い旨みを
感じます

2 減糖

豆乳の甘みで
砂糖不要。
素材の味を
生かした
煮物やスイーツにも

3 減油

オリーブオイルが
入っているから
ドレッシングや
炒め物の油の
代わりに使えます

4 減カロリー

少量で味に深みが
生まれるので
調味料の
使いすぎによる
カロリーオーバーを
防ぎます

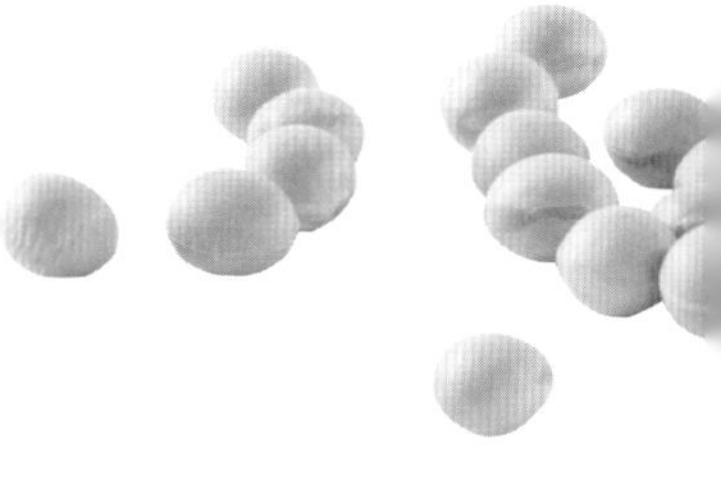

5 血圧を下げる

オリーブオイルの
オレイン酸、
豆乳の
大豆サポニンが
血圧を下げます

6 抗酸化

オリーブオイルと
豆乳に含まれる
ポリフェノールが
細胞や血管の
酸化を防止

7 免疫力アップ

ふたつの食材に
含まれる
ビタミンＥが
免疫力を高めます

8 コレステロール値を下げる

大豆サポニンや
大豆タンパク、
オレイン酸が悪玉
コレステロールを
下げます

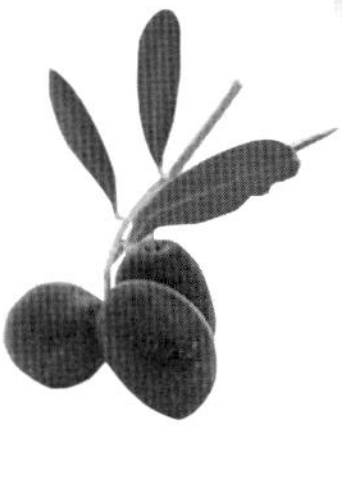

9 血液サラサラ

大豆レシチン、
オレイン酸、
ミネラル類が
血管に働きかけて
血液サラサラに

10 更年期対策

豆乳に含まれる
イソフラボンには
更年期症状の
軽減作用が
あります

CONTENTS

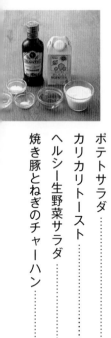

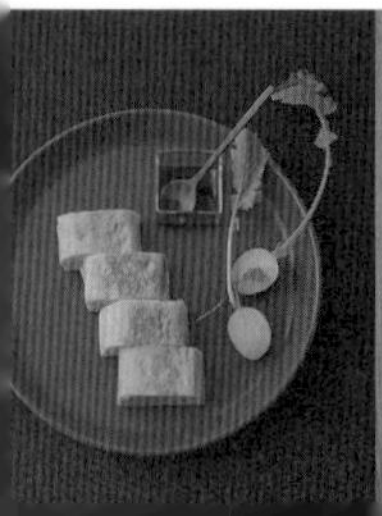
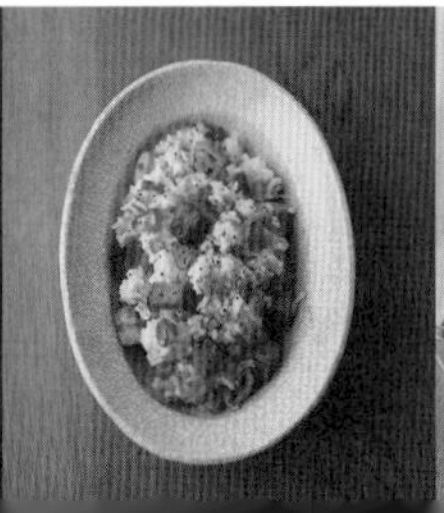
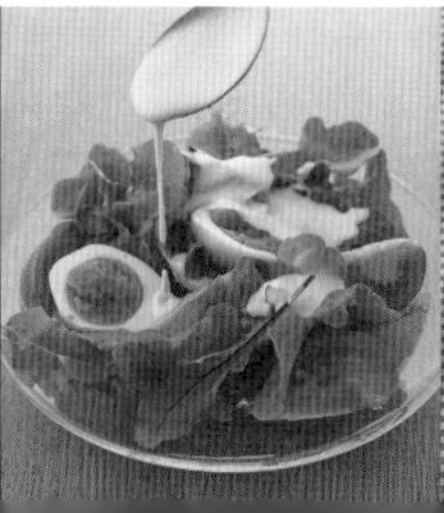
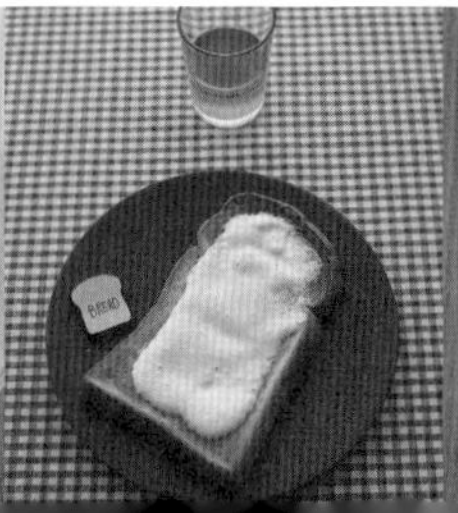
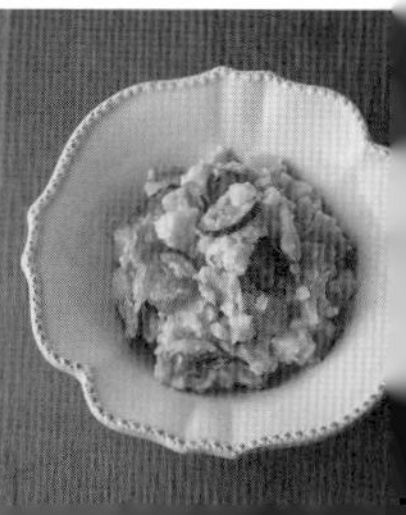

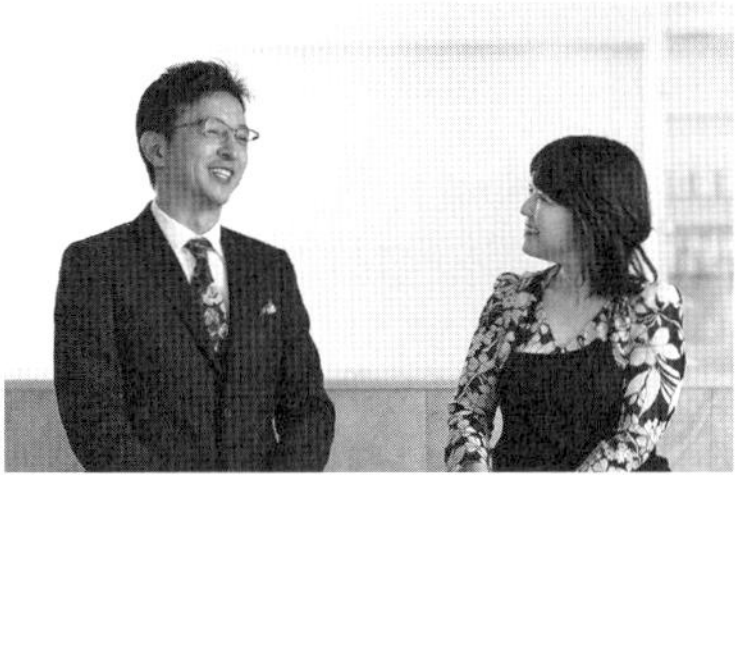

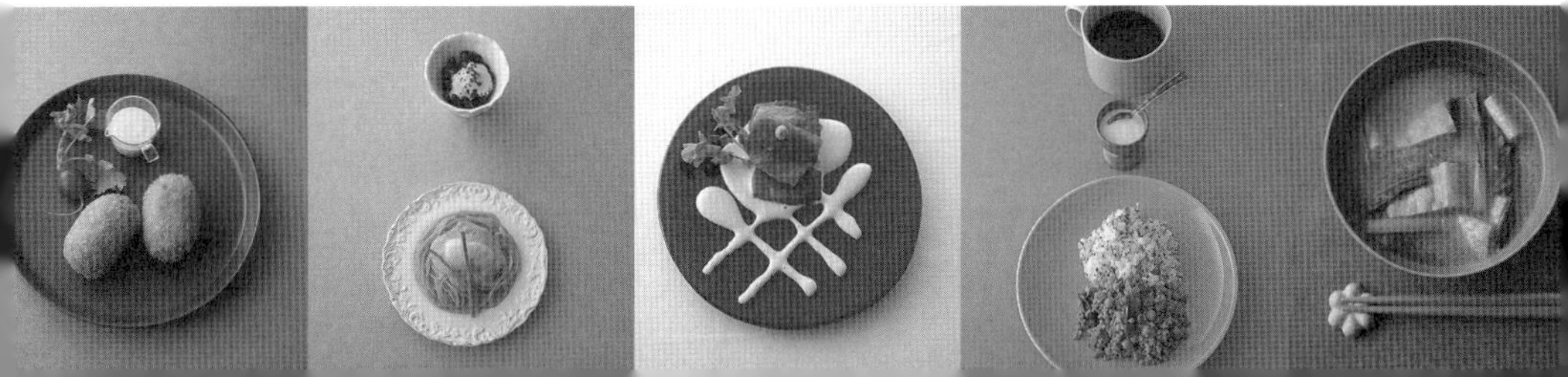

第四章

さあ、始めよう！ 1ヶ月毎日食べれば体が変わる 豆乳オリーブオイルレシピ

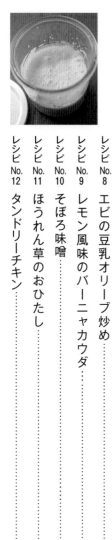

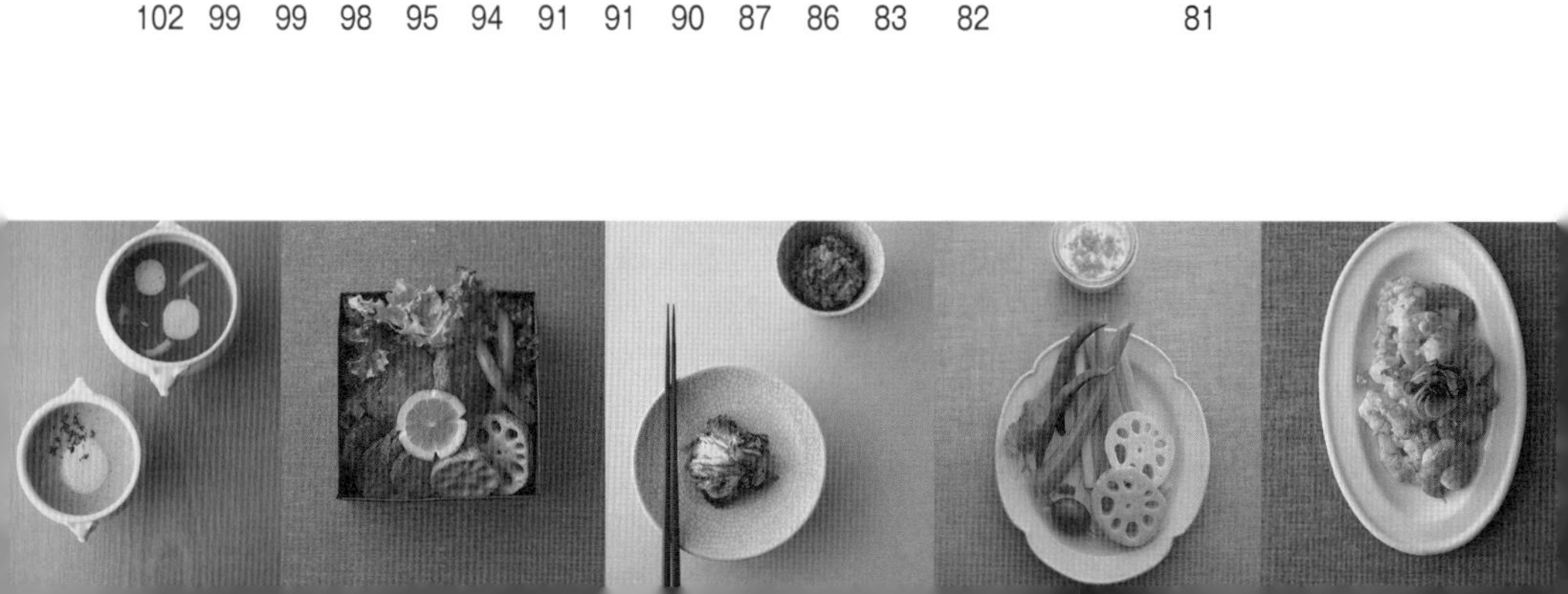

ブックデザイン／海野光世

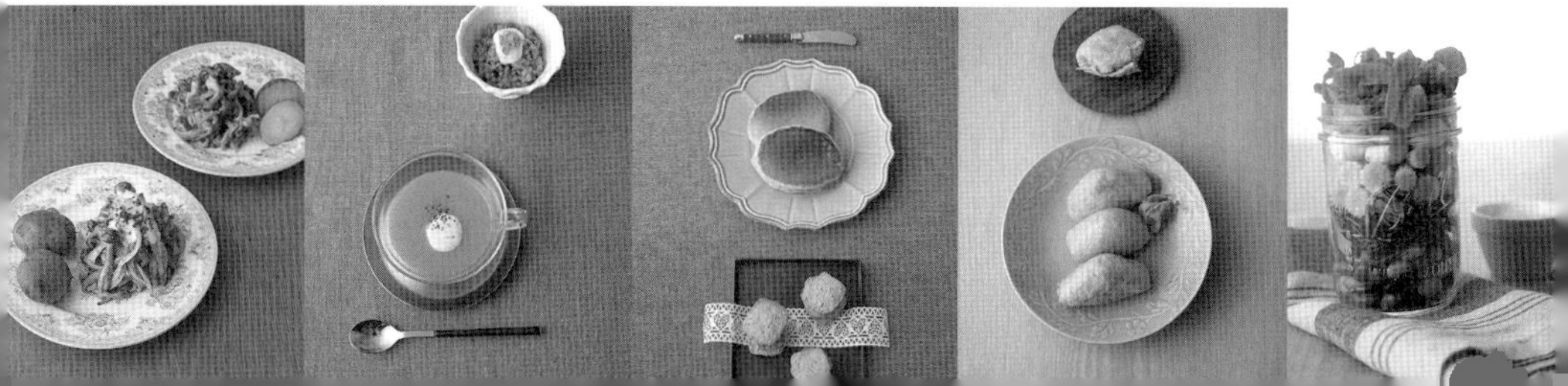

第一章

食べたらわかる！豆乳オリーブオイルのうれしい効果を実感しましょう

＼材料はこれだけ！／

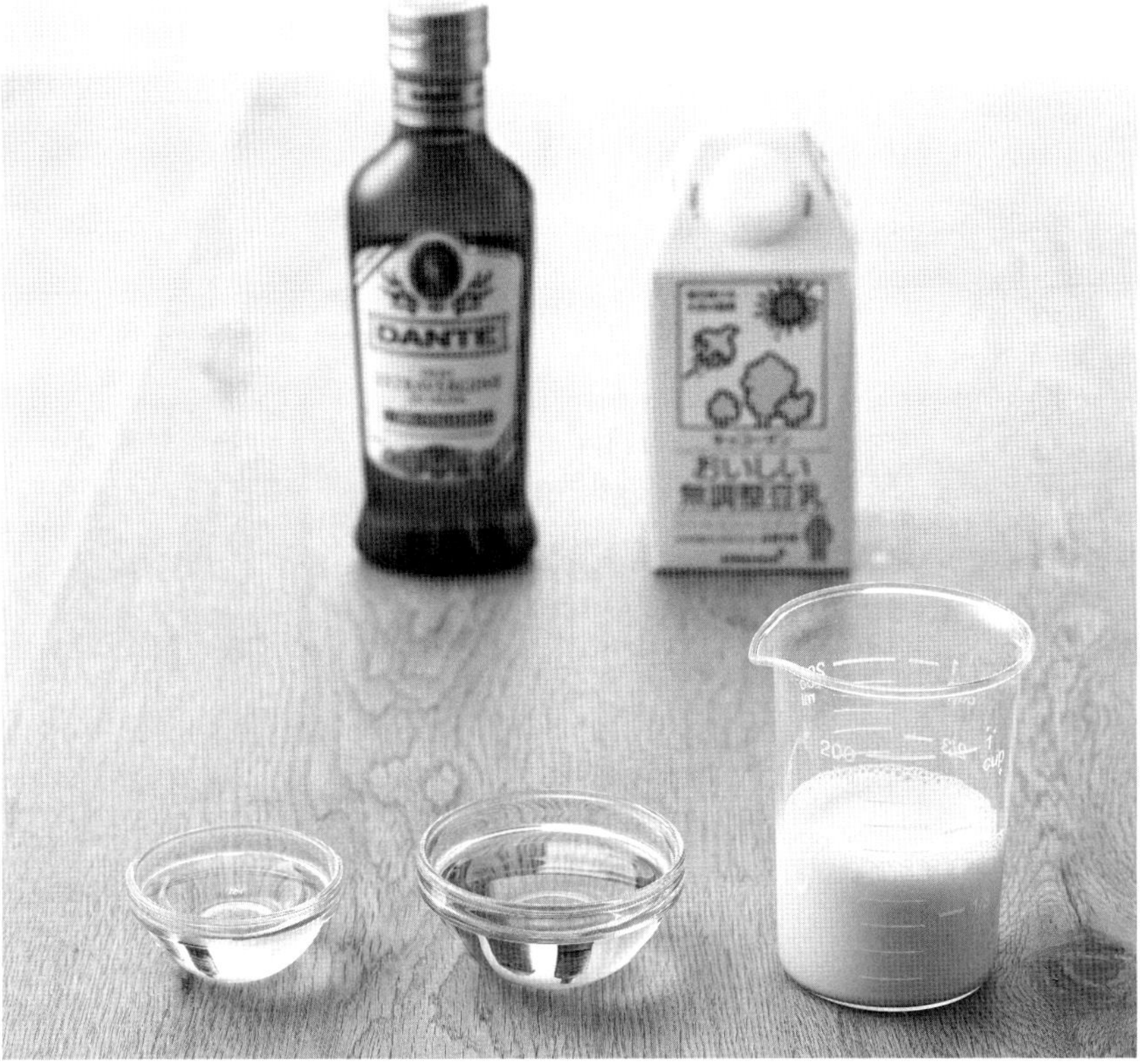

豆乳オリーブオイルの材料

（でき上がり量は約200mℓ）

豆乳（成分無調整）	100ml
オリーブオイル（エキストラヴァージン）	40ml
すし酢	大さじ1

※すし酢を使用しない場合は、
米酢大さじ１、砂糖小さじ１、塩小さじ⅙
を合わせたものを加えてください。

基本の作り方

材料を
混ぜるだけ！

でき上がった豆乳オリーブオイルは、煮沸消毒した保存びんに入れ、冷蔵庫で保管してください。保存の目安は5日間です。
＊翌日になると瓶の底に少し、オリーブオイルが分離します。その場合は、スプーンで底から混ぜてください。

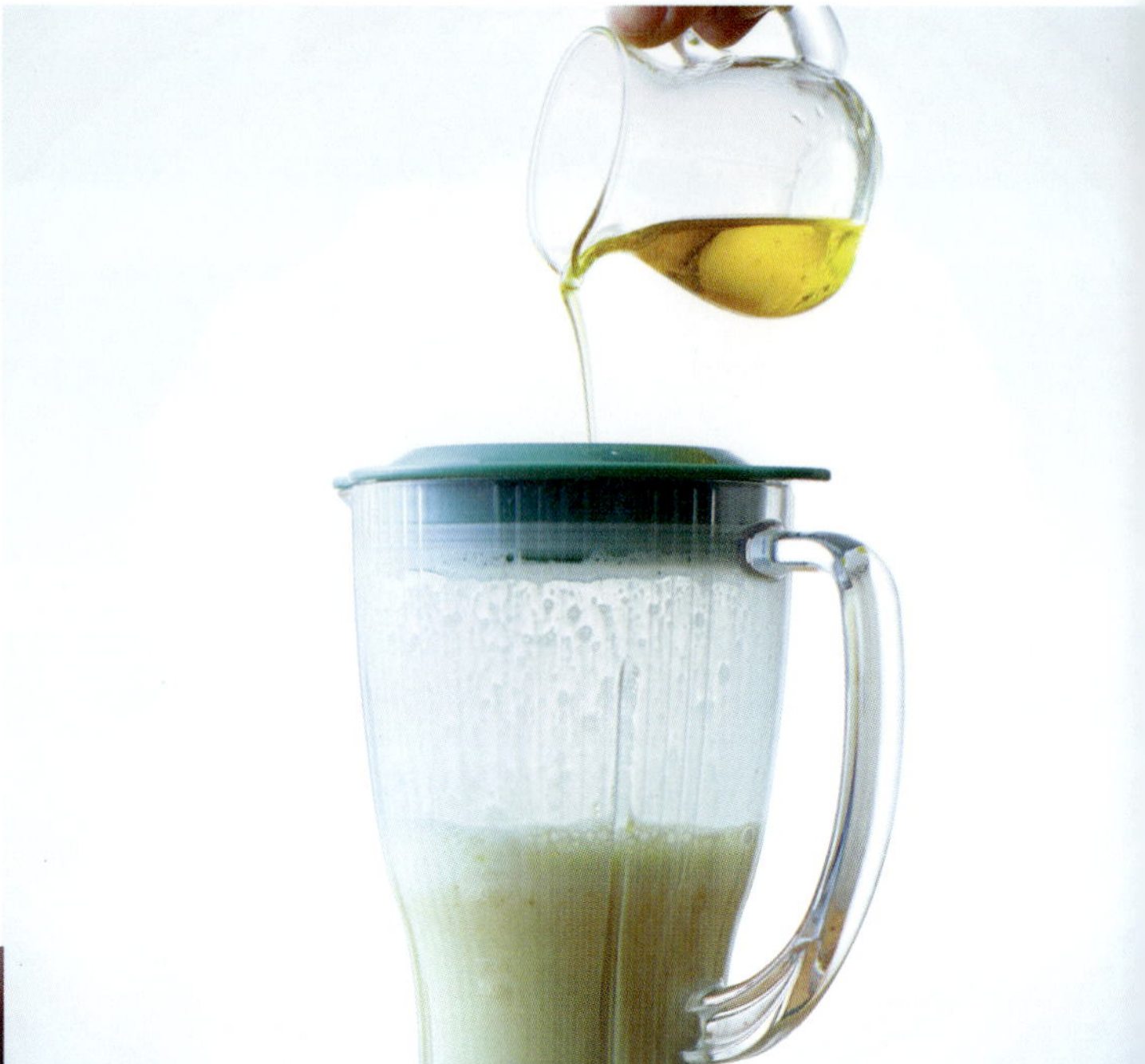

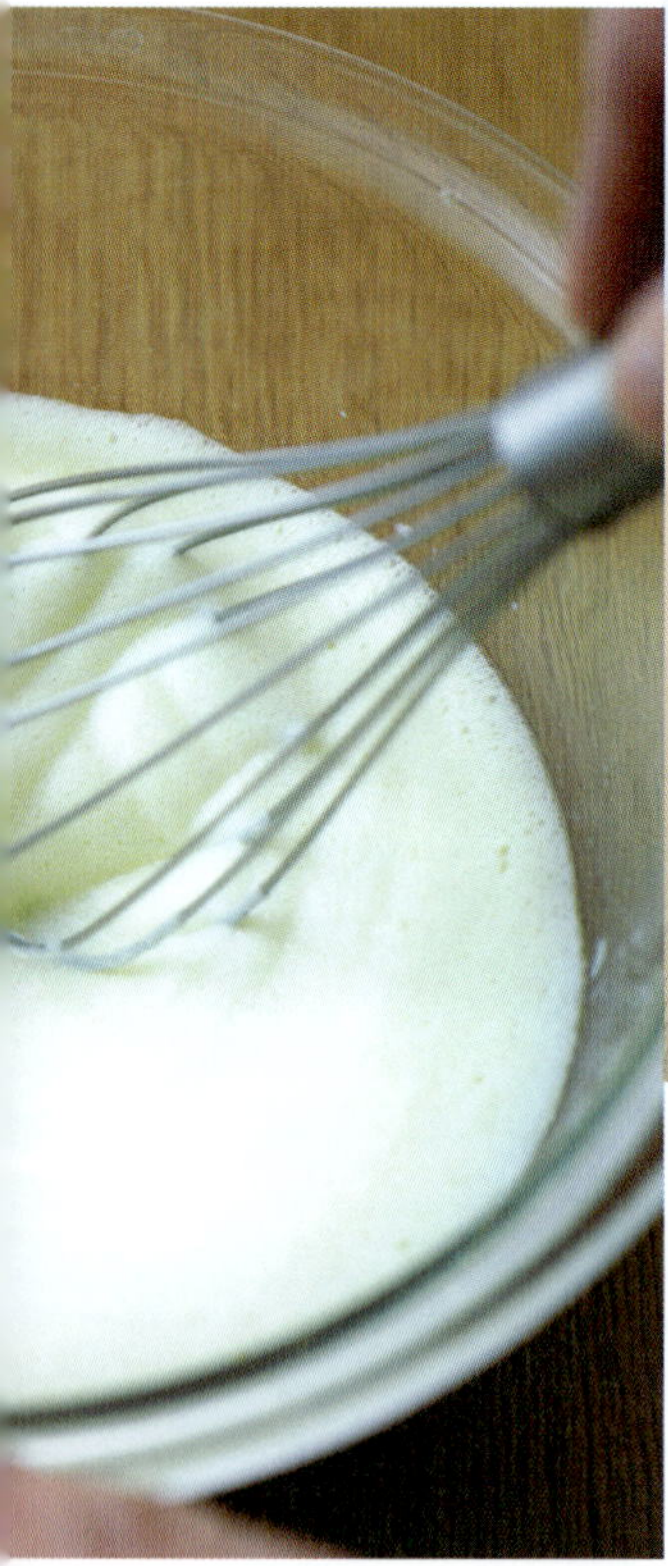

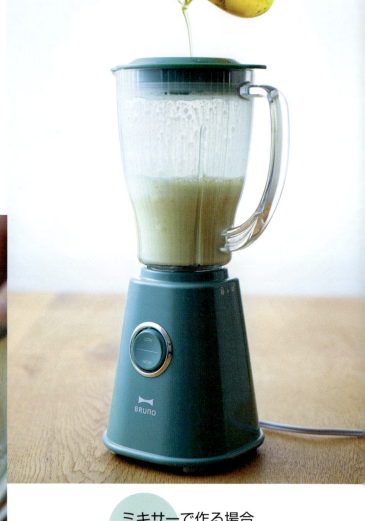

ミキサーで作る場合

ミキサーに豆乳を入れ、攪拌しながら少量ずつオリーブオイルを加える。最後に少量ずつすし酢を加えとろみがついたらでき上がり。

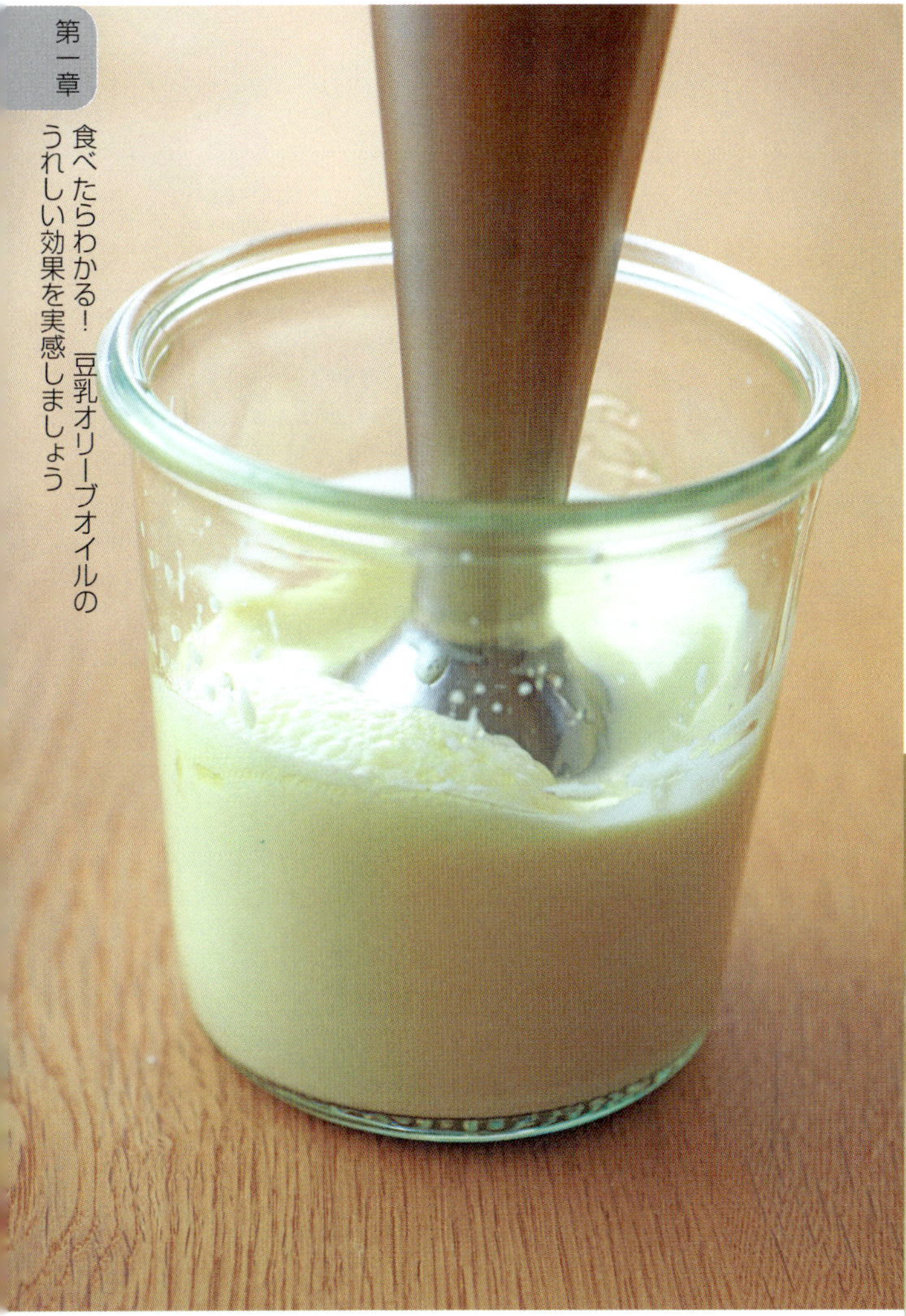

泡立て器で作る場合

❶ボウルに豆乳を入れ、オリーブオイルをほんの少量ずつ乳化させるように混ぜる。
❷最後にすし酢を加えてとろみをつける。
※時間の経過とともに油が少しずつ分離します。その場合はスプーンで底を混ぜてください。
※ミキサー、ハンドブレンダーより液状に仕上がります。

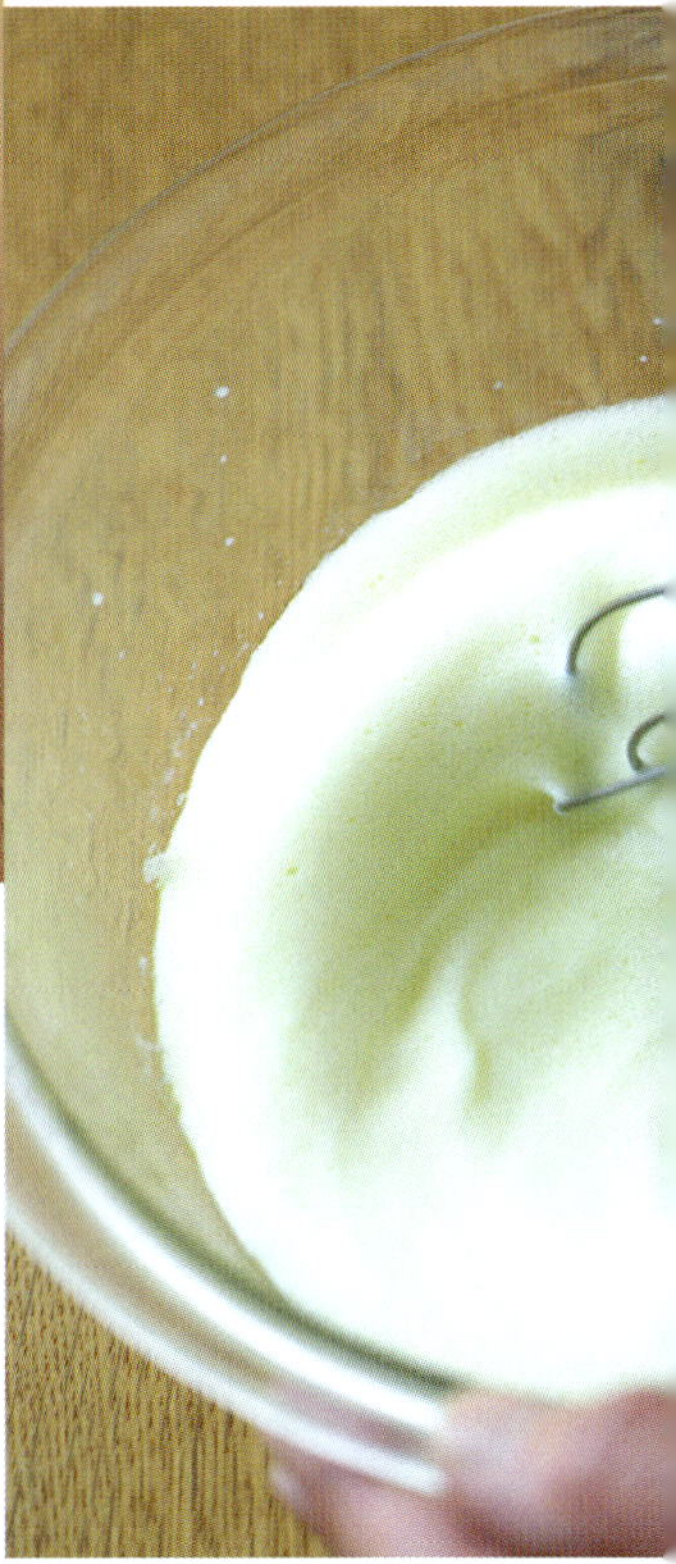

ハンドブレンダーで作る場合

ミキサーと同様に作る。
＊とてもキメのこまやかな豆乳オリーブオイルができ上がります。

ひとさじの豆乳オリーブオイルでいつものメニューが美味しくヘルシーな健康メニューに大変身！

豆乳とオリーブオイル、そこに市販のすし酢を加えて混ぜるだけなのに、ふんわりとろとろの新・調味料、豆乳オリーブオイルができ上がります。

ミキサー、泡立て器、ハンドブレンダーなど、使いやすい道具でしっかりと混ぜて作ります。豆乳は成分無調整のものを選びます。最初に豆乳を入れ、攪拌《かくはん》しながらオリーブオイルを少しずつ入れて乳化させるように加えていくのがコツ。最後にすし酢を加えてとろみをつけたら完成です。ハンドブレンダーで作るのがいちばんキメこまやかで、なめらかなふわとろ感のある仕上がりになります。

でき上がった豆乳オリーブオイルは、煮沸《しゃふつ》消毒した保存びんに入れて冷蔵庫で保管しましょう。保存の目安は約５日間です。作り置きしておけば、いつでもすぐに使えて毎日の料理に取り入れやすくなります。

この豆乳オリーブオイルをバター、マーガリン、生クリーム、マヨネーズ、オイルドレッシングの代わりに使うことで、日常的についつい多く摂りすぎてしまう飽和脂肪酸やn－6系脂肪酸の摂取量を抑え、油の摂取バランスを改善できます。これが生活習慣病を予防、改善して、ヘルシーライフへつながります。

そこで、家庭で食卓にのぼることの多い人気メニューで、いつもの料理法と豆乳オリーブオイルを使った場合との比較をしてみました。カロリー、脂質、塩分、糖分などが減っているのがわかります。ポテトサラダ、トースト、生野菜サラダ、チャーハンなど、本来はかなりカロリーも高く、食べすぎに注意したいメニューですが、豆乳オリーブオイルを使えば、ヘルシーに、しかも美味しくなるのです。

おかずに、お弁当に、おつまみにみんな大好きだけど、
塩分、脂質、糖分が気になる…

ポテトサラダ

マヨネーズの代わりに
豆乳オリーブオイルを使って

【材料】(2人分)

A
- じゃがいも……………2個 200g（1㎝角）
- 玉ねぎ………¼個　40g（1㎝角）
- にんじん………………⅕個 40g（いちょう切り）

きゅうり…………⅕本 40g（輪切り）
オレンジ……………………………¼個（皮をむいて2㎝角）
豆乳オリーブオイル…大さじ4～5

【作り方】

1 Aを耐熱ボウルに合わせ、クッキングシートとお皿で重石をし、ラップをして電子レンジ(600W)に5分かける。そのまま5分おく。

2 ①をつぶしながら混ぜてきゅうりを加え豆乳オリーブオイルであえ、オレンジを混ぜる。

こう変わる!

いつものポテトサラダ

エネルギー……………267kcal
脂質……………………18.2g
コレステロール…………14.5g
塩分……………………………0.7g

豆乳オリーブオイルを使ったポテトサラダ

エネルギー………160kcal
脂質……………………6.0g
コレステロール………0.0g
塩分……………………0.2g

※数値は1人分です。

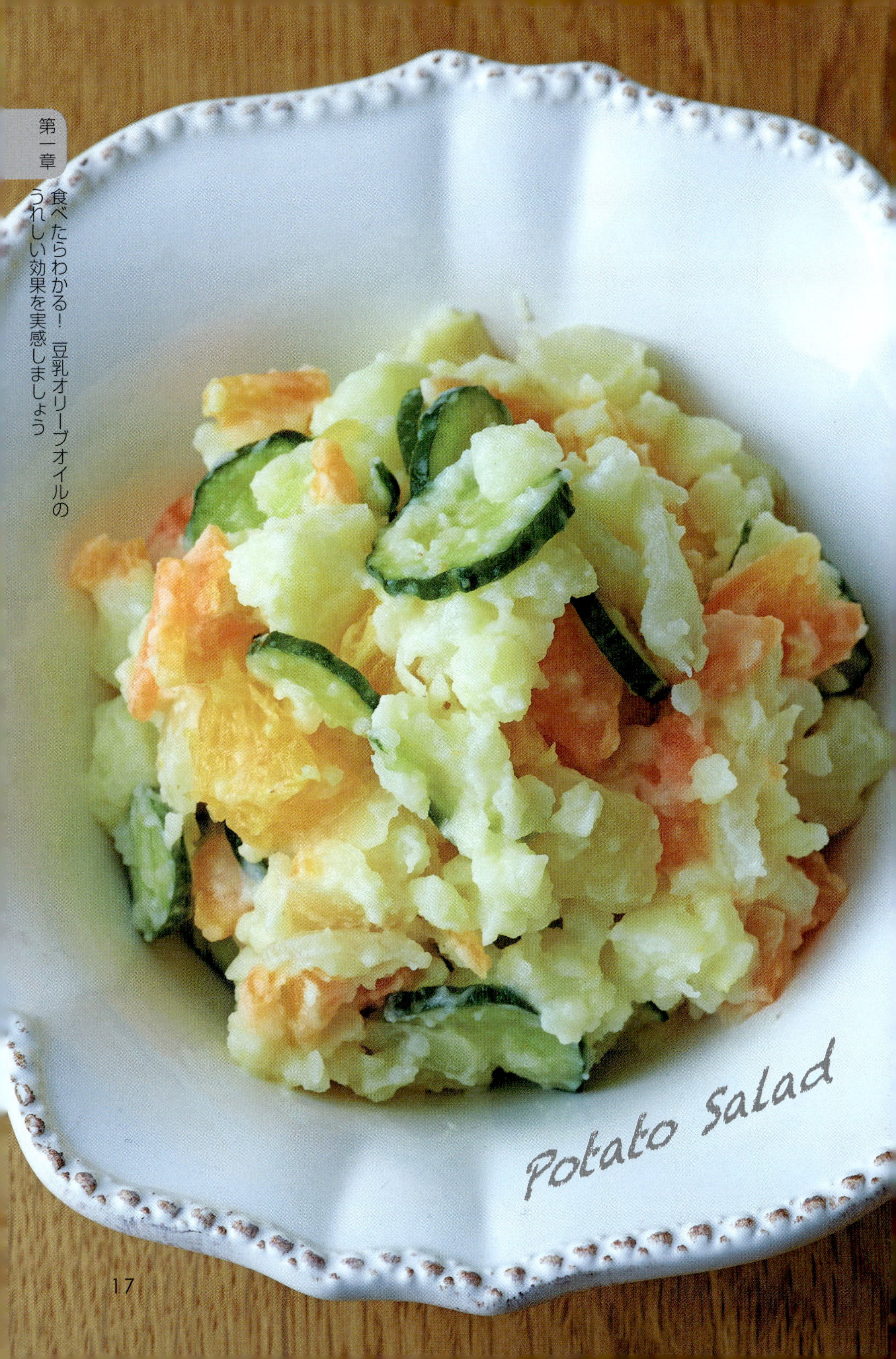
Potato Salad

豆乳オリーブオイルに変えると味はどうなるの？

ここで紹介したポテトサラダ、カリカリトースト、ヘルシー生野菜サラダ、
焼き豚とねぎのチャーハンを食べてみました！

Potato Salad

ポテトサラダ

マヨネーズを使ったときよりも、
さっぱりとみずみずしく
フレッシュな味わいに。
でも、しっかりしたコクを
感じます。豆乳オリーブオイルが
とろとろなので、加える量によっては
ジューシーな仕上がりになります。

Toast

カリカリトースト

バタートーストの
濃厚な味とは異なりますが、
軽くてさわやか。
バターの場合は量を少なく
加減していますが、豆乳オリーブ
オイルならたっぷりと
かけられるのがうれしい。
トーストのカリカリ感が
いつまでも持続するのもいい感じ。

Healthy Salad

ヘルシー生野菜サラダ

ツナやゆで卵で
ボリュームアップしたサラダ。
いつもはマヨネーズや
マヨネーズをベースにした
サウザンアイランドドレッシングなどを
かけることが多いのですが、
それよりもさっぱりと食べられます。
チーズを混ぜた豆乳オリーブオイルも
ぜひ試してみたいです。

Fried Rice

焼き豚とねぎのチャーハン

炒め油の代わりに豆乳オリーブオイルを
使用したチャーハン。
食べているときに違いはあまり
感じませんが、低カロリーに
なっているのでたくさん食べられますね。
食べるときに豆乳オリーブオイルを
かけるとさらにまろやかになります。
ご飯や具材との相性も抜群です。

**カロリー過多になりがちなバタートーストが
減カロリー、減塩でさっぱり美味しくなる！**

カリカリトースト

バターの代わりに豆乳オリーブオイルを使って

【材料】（１人分）
食パン…………………………………１枚
豆乳オリーブオイル………大さじ１

【作り方】
食パンをトースターで焼き、豆乳オリーブオイルをぬる。

こう変わる！

いつものトースト

エネルギー ……………247kcal
脂質 ……………………… 12.3g
コレステロール ………… 25.0g
塩分………………………1.0g

豆乳オリーブオイルを使ったトースト

エネルギー ………189kcal
脂質………………………5.5g
コレステロール………0.0g
塩分………………………0.9g

※数値は１人分です。

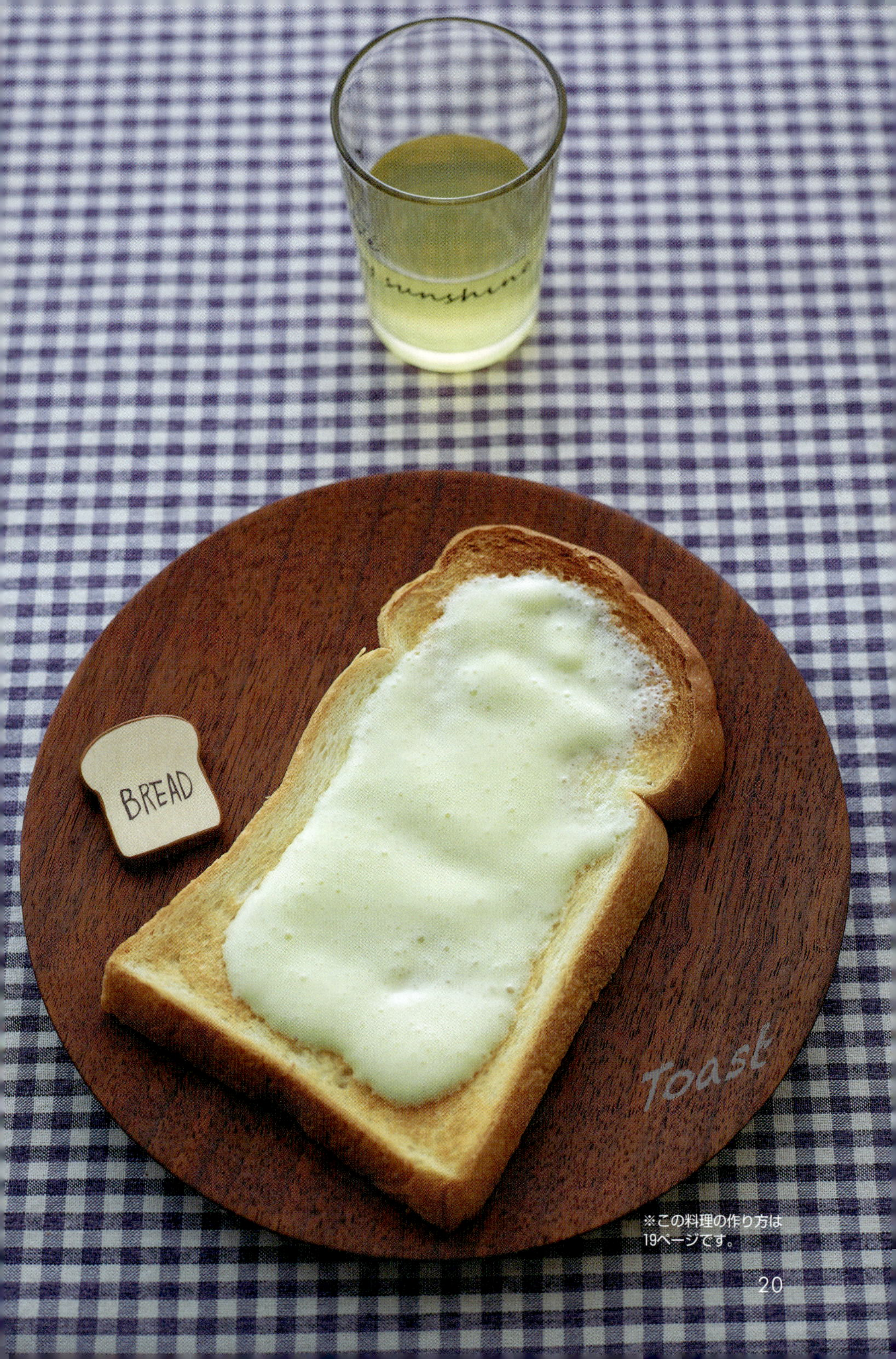

※この料理の作り方は
19ページです。

食べたらわかる！豆乳オリーブオイルのうれしい効果を実感しましょう

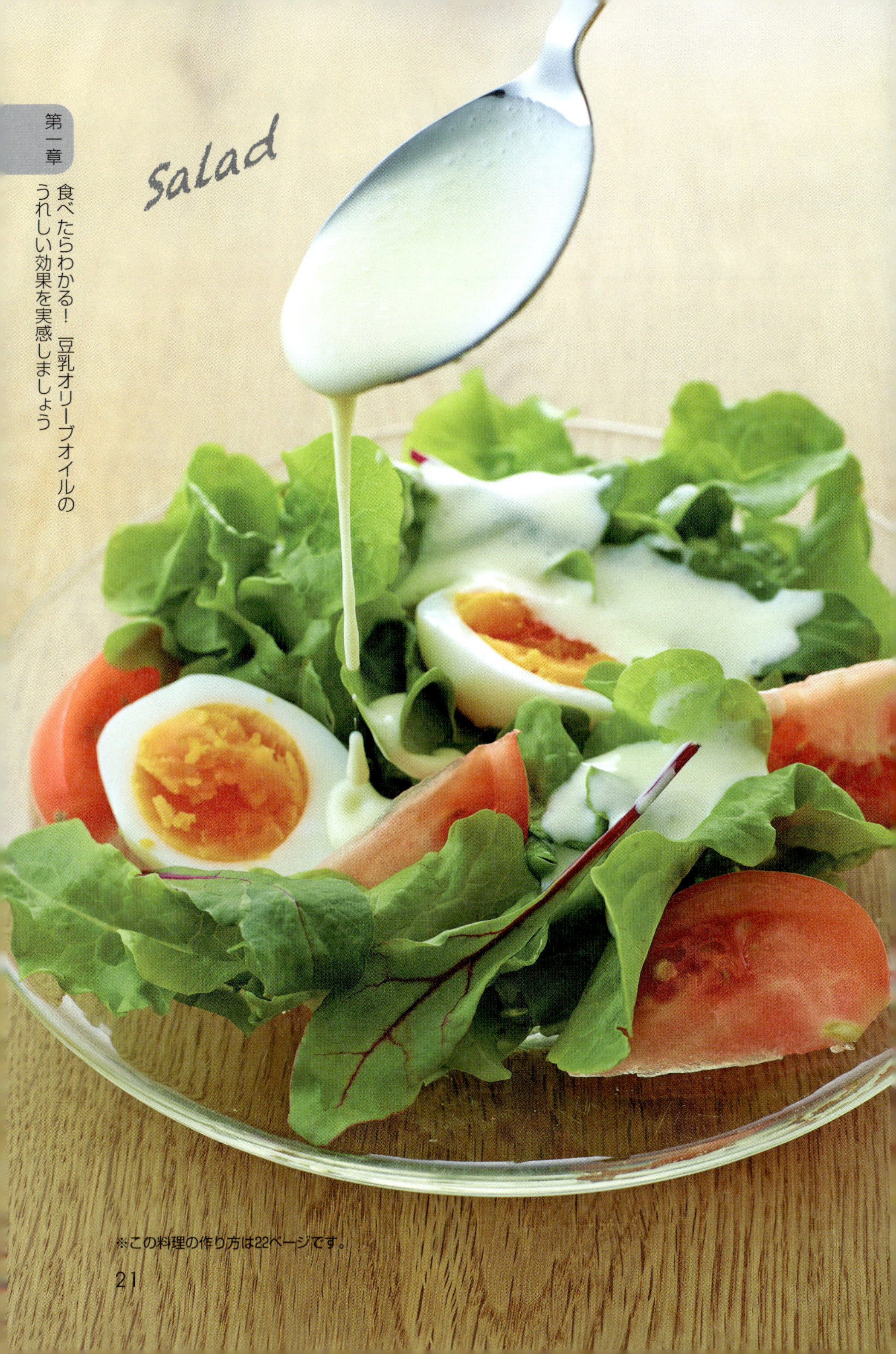

Salad

※この料理の作り方は22ページです。

たっぷり食べたい生野菜もノンドレッシングで
減塩＆減油＆減カロリー。

ヘルシー生野菜サラダ

ドレッシングの代わりに
豆乳オリーブオイルを使って

【材料】（２人分）
トマト……………１個（くし形切り）
サニーレタス……………………適量
ゆで卵…………………１個（輪切り）
豆乳オリーブオイル……大さじ３～

【作り方】
1 トマトと食べやすい大きさに切ったレタスを直前まで冷やしておく。
2 ①、卵を器に盛り、食べる直前に豆乳オリーブオイルをかける。

※豆乳オリーブオイルに少量の刻んだゴルゴンゾーラチーズを混ぜておくと個性的なドレッシングにアレンジ可能。パルメザンチーズとの相性もとてもいいです。

こう変わる!

いつもの生野菜サラダ
エネルギー……………150kcal
脂質………………………12.5g
塩分…………………………0.8g

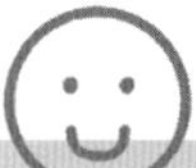

豆乳オリーブオイルを使った生野菜サラダ
エネルギー………104kcal
脂質……………………7.4g
塩分……………………0.2g

※数値は１人分です。

炒め油としてサラダ油を使わないから
ヘルシーチャーハンに大変身！

焼き豚とねぎのチャーハン

**サラダオイルの代わりに
豆乳オリーブオイルを使って**

【材料】（２人分）
豆乳オリーブオイル……… 大さじ3
ねぎ………………… ½本（小口切り）
ご飯 ……………………………… 300ｇ
焼き豚………………… ６枚（１㎝角）
ブラックペッパー………………適量

【作り方】
フライパンに豆乳オリーブオイル、ねぎを加え、じっくり炒める。ここにご飯を加えヘラでほぐしながら炒め、焼き豚を加えざっと炒めたら、ブラックペッパーをふる。

※お好みで仕上げに豆乳オリーブオイルを大さじ１～２杯かけても美味しいです。
※ねぎを炒めるときに少量のチューブにんにくを加えるとさらにおいしくいただけます。

こう変わる！

いつものチャーハン
エネルギー ……………426kcal
脂質 ………………………… 11.4g
塩分…………………………2.3g

**豆乳オリーブオイルを
使ったチャーハン**
エネルギー ………412kcal
脂質……………………9.8g
塩分……………………1.6g

※数値は１人分です。

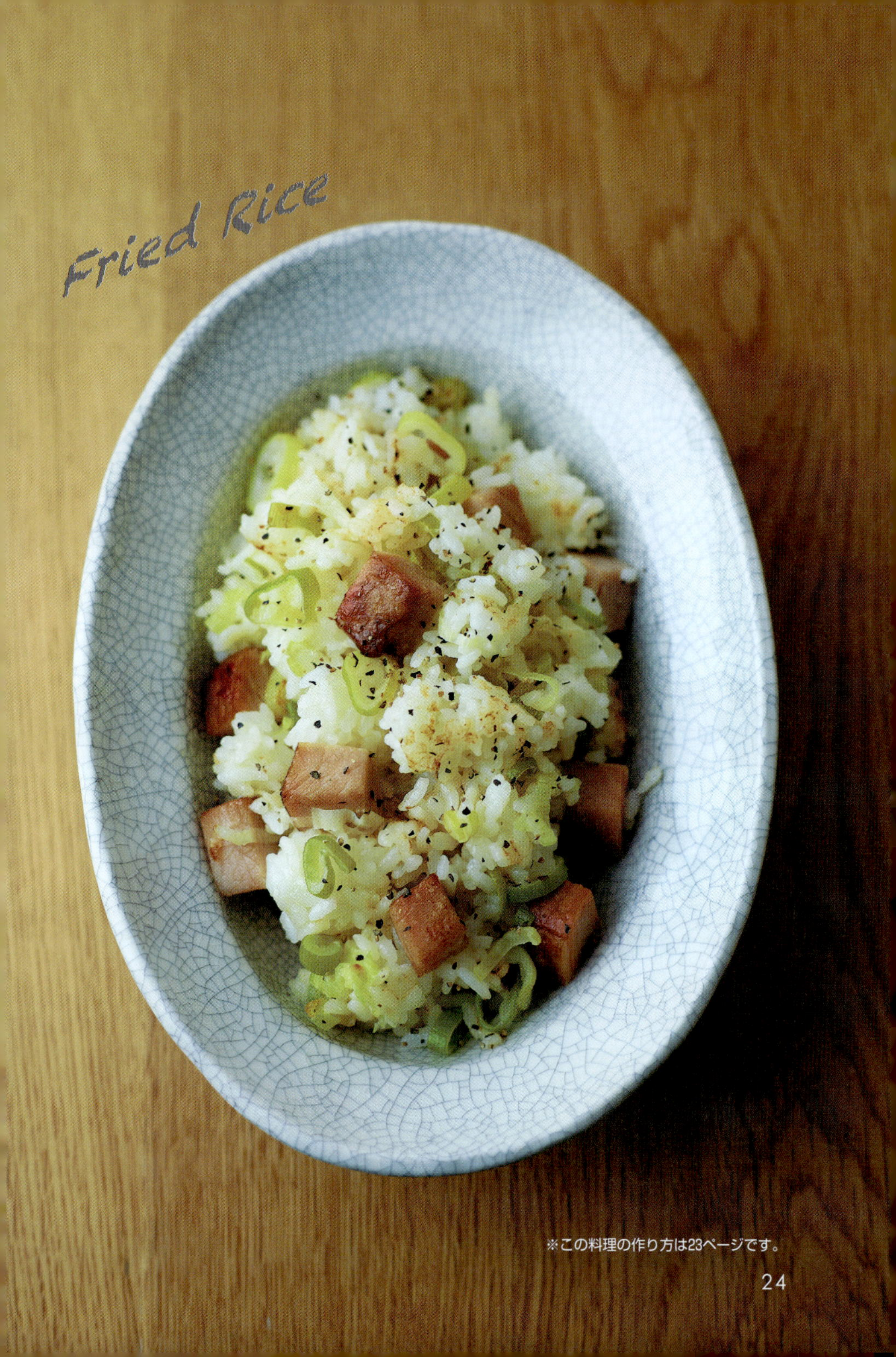

※この料理の作り方は23ページです。

豆乳オリーブオイルはかけるだけ、混ぜるだけ、炒めるだけといろいろな料理に応用できます！

牛肉や豚肉、バター、ラードなどを使った料理が多い現代の食生活。特に外食の多い人は、日常生活ではどうしても動物性油脂に多く含まれる飽和脂肪酸やn－6系脂肪酸を摂りすぎてしまいやすいもの。糖尿病、脂質異常、高血圧、高尿酸血症などの生活習慣病の原因のひとつといわれています。

また、これらの食生活は肥満と結びつきやすく、メタボリックシンドロームなどの心配もあります。さらに日本人の三大死因といわれる、ガン、脳血管疾患、

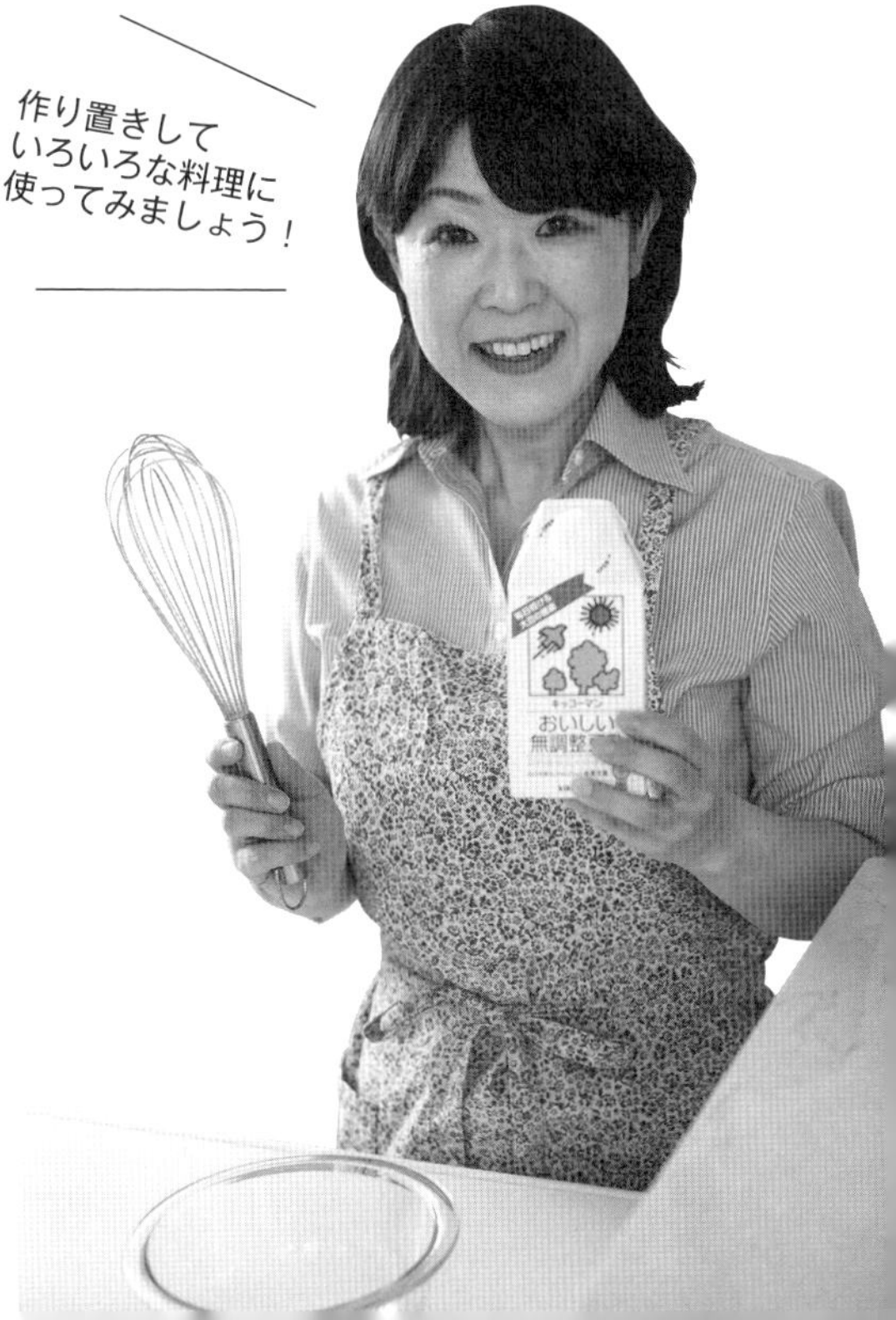
作り置きして
いろいろな料理に
使ってみましょう！
おいしい

心臓病などとの関わりも見逃せません。これらの病気に関しては、三章で詳しく触れますが、豆乳と、オリーブオイルには、これらの病気を予防、改善する働きがあるのです。毎日の料理に積極的に取り入れるために考案したのが豆乳オリーブオイルです。

テレビ番組から生まれた健康レシピが豆乳オリーブオイルです

もともとは、ＴＢＳテレビの情報番組のコーナーで、健康食材として豆乳とオリーブオイルをピックアップし、このふたつを使って何かできないかと依頼されたのが始まりでした。いろいろと考え、豆乳とオリーブオイルを乳化させてソースを作ったらどうだろうと思いついたのです。ソースなら肉や野菜、豆腐やそばなど、多くの料理に応用できるし、いつもの定番料理からスープ、スイーツまで、毎日のメニューに取り入れやすいと思ったのです。

豆乳とオリーブオイルに、市販のすし酢を合わせれば簡単だし、味も抜群になるとすぐに思いつきましたが、問題はその割合。何度も何度も試作を繰り返し、絶妙な配合のバランスを編み出したのが今回紹介する、豆乳オリーブオイルなのです。

材料は全国どこのスーパーでも手に入るものだけ、作り方も混ぜるだけだから超簡単、そして、かける、混ぜる、炒めると調理法も応用自在。作り置きができるので、冷蔵庫に常備しておけるのも、忙しい主婦やひとり暮らしの人にもぴったりです。

まず、野菜サラダにドレッシングとしてかけて食べてみてください。美味しくて生野菜がいくらでも食べられると思います。次に、トーストにバターの代わりにぬって食べてみてください。いつものトーストも今までに食べたことのない新しい料理になるといってもいいくらいの美味しさ!　次に、そのままでも美味しい豆乳オリーブオイルを料理にどんどん使ってみましょう。たとえば、カレーを作るときの炒め油として、仕上げに加えるソースとしてもおすすめです。

さあ、豆乳オリーブオイルを作って、シンプルな料理で体験してみてください。美味しくて健康になれる新・調味料を毎日の食事の中に取り入れてみましょう。

第二章

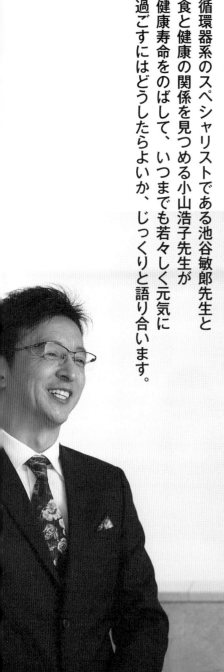

対談

池谷敏郎×小山浩子

豆乳オリーブオイルで病気を防ごう！長生きしたければこの調味料を食べなさい！

循環器系のスペシャリストである池谷敏郎先生と食と健康の関係を見つめる小山浩子先生が健康寿命をのばして、いつまでも若々しく元気に過ごすにはどうしたらよいか、じっくりと語り合います。

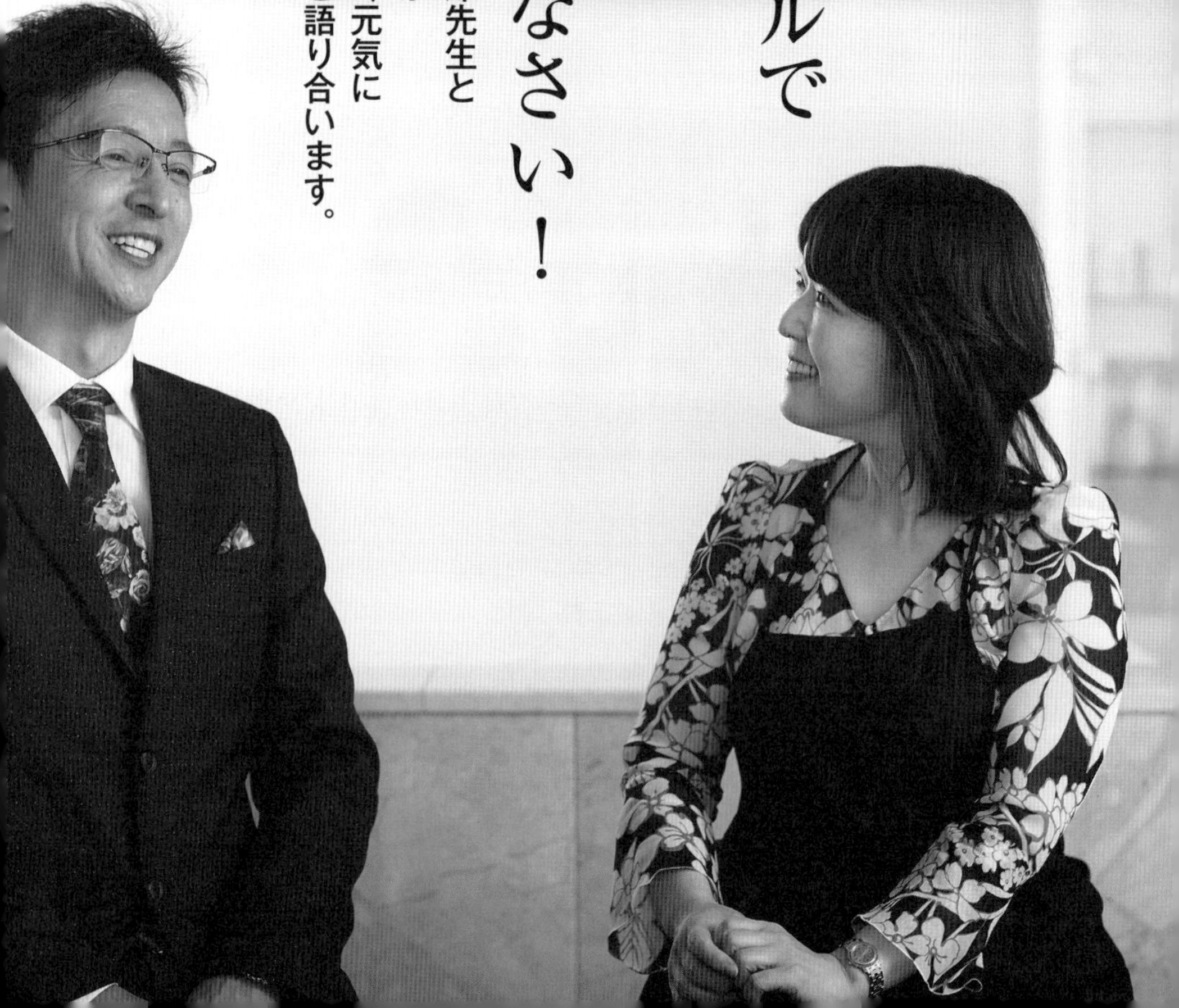

**現代人の敵！
こんな病気を
防ぎます！**

【生活習慣病】

毎日の生活習慣との関連性が強い高血圧、脂質異常症、糖尿病、肥満などで、動脈硬化の原因となる病的状態。

【高血圧】

血圧値が高い状態。外来で140/90mmHg以上を高血圧と診断する。家庭では135/85mmHg以上であれば高血圧と考えてよい。

【脂質異常症】

血中の脂肪成分が異常値になっている状態。LDL（悪玉）コレステロールや中性脂肪の増加、あるいはHDL（善玉）コレステロールの減少をさす。

【糖尿病】

血糖値が異常高値となる状態。早朝空腹時や食後（随時）の血糖値、並びに約2ヶ月間の血糖値の平均を表す指標：HbA1cの異常値などから診断される。

【肥満】

肥満指数（BMI値）が25以上を肥満と診断する。特に生活習慣病では、内臓に脂肪が蓄積する肥満が主である。

【動脈硬化】

血管壁にコレステロールなどが蓄積してコブが生じ、血管壁が厚く硬くなる。血管は弾力性を失って血流が悪くなったり、もろくなった壁が破れて出血したりする。

【心筋梗塞】

心臓の冠動脈に動脈硬化が進むと、やがて血管が詰まる。するとその先の組織に酸素と栄養が送られず心筋が壊死する。

【脳卒中】

脳の血管が詰まったり、破れて出血したりして起こる病気。詰まるタイプが脳梗塞、破れるタイプが脳出血やくも膜下出血。

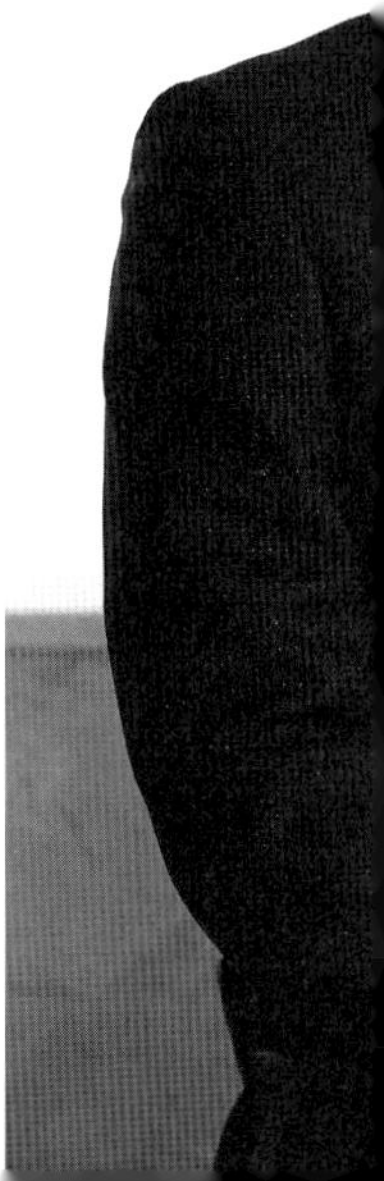

池谷敏郎●いけたに としろう
東京医科大学医学部卒業。医療法人池谷医院理事長兼院長。わかりやすい解説に定評があり、血管、心臓などの循環器系のスペシャリストとして多くのメディアに出演している。

小山浩子●こやま ひろこ
管理栄養士・料理家。牛乳、豆乳、オリーブオイルや亜麻仁油など健康食材を使用したレシピ開発や、講演、雑誌やテレビなどを通じて、栄養や健康に関する情報を発信している。

〈〈〈 血管が切れる病気 〉〉〉

高血圧や糖尿病、そして脂質異常症などにより動脈硬化が進行すると、血管壁の一部がもろくなります。もろくなった動脈壁は内圧に負けて膨らんだり、裂けて出血したりすることがあります。出血によって周囲の組織が損傷されたり、大量出血になると突然死の原因になります。

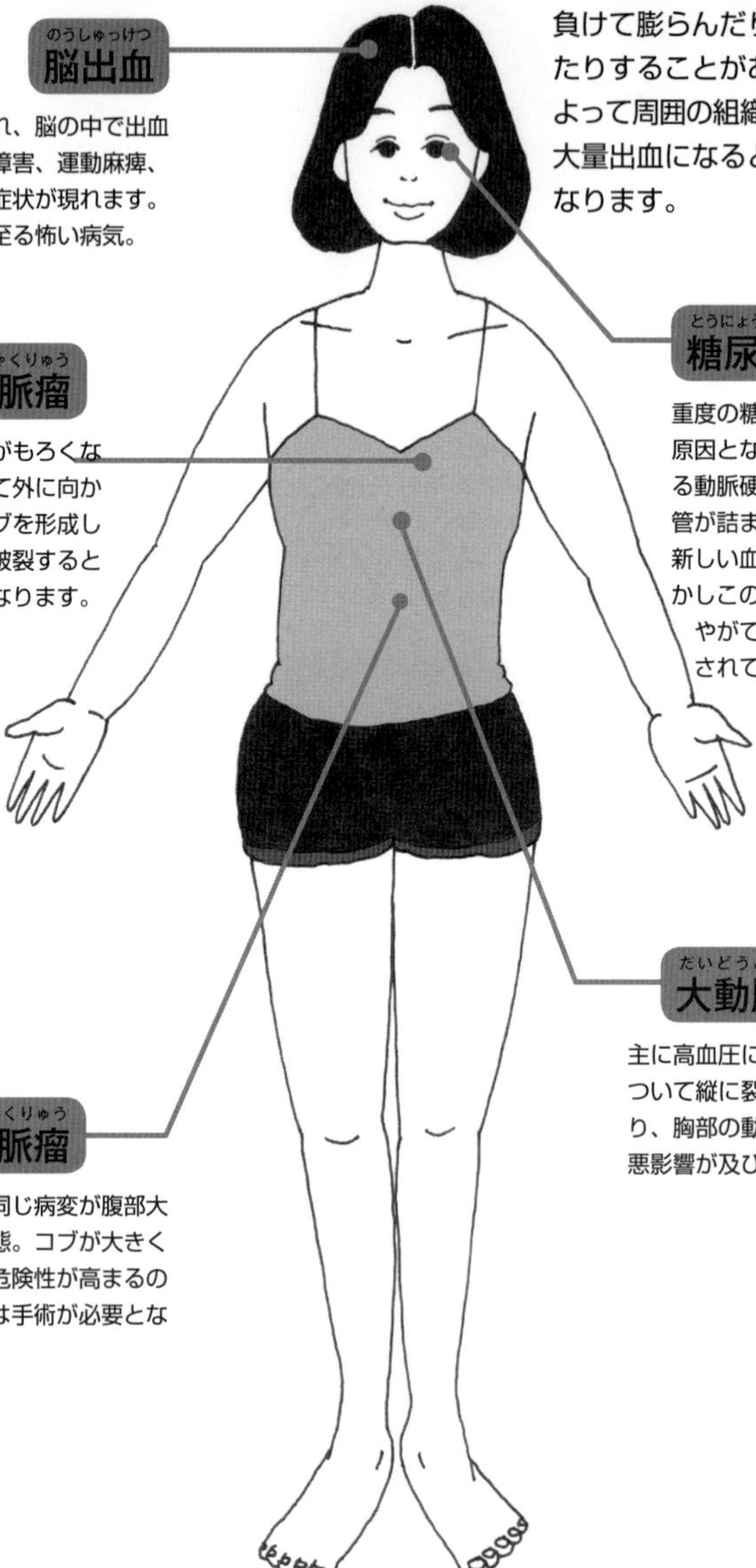

脳出血《のうしゅっけつ》

脳内の血管が切れ、脳の中で出血した状態。意識障害、運動麻痺、感覚障害などの症状が現れます。重い場合は死に至る怖い病気。

胸部大動脈瘤《きょうぶだいどうみゃくりゅう》

胸の太い動脈壁がもろくなり、内圧に負けて外に向かって膨らみ、コブを形成したもの。血管が破裂すると命の危険が高くなります。

糖尿病性網膜症《とうにょうびょうせいもうまくしょう》

重度の糖尿病患者が失明する原因となります。糖尿病による動脈硬化が原因で網膜の血管が詰まると、その周囲には新しい血管が生まれます。しかしこの血管はもろいので、やがて出血して網膜が損傷されてしまいます。

大動脈解離《だいどうみゃくかいり》

主に高血圧により大きな動脈が傷ついて縦に裂ける病気。激痛があり、胸部の動脈に起こると心臓に悪影響が及び、死に至る危険も。

腹部大動脈瘤《ふくぶだいどうみゃくりゅう》

胸部大動脈瘤と同じ病変が腹部大動脈に生じた状態。コブが大きくなると破裂する危険性が高まるので、その場合には手術が必要となります。

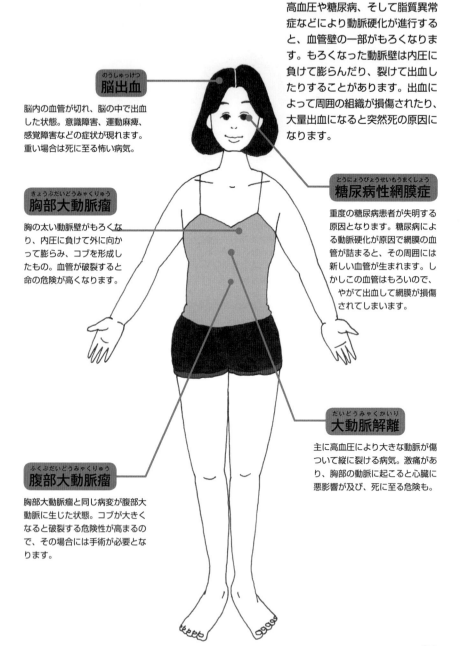

〈〈〈 血管が詰まる病気 〉〉〉

動脈硬化によって血管の内壁にはコブ(プラーク)が生じます。コブが大きくなると血流が阻害されてその先の組織がダメージを受けますが、コブに傷がつくとそこには血栓が生じて血管を詰まらせてしまいます。血管が詰まることにより、臓器は正常に機能しなくなります。

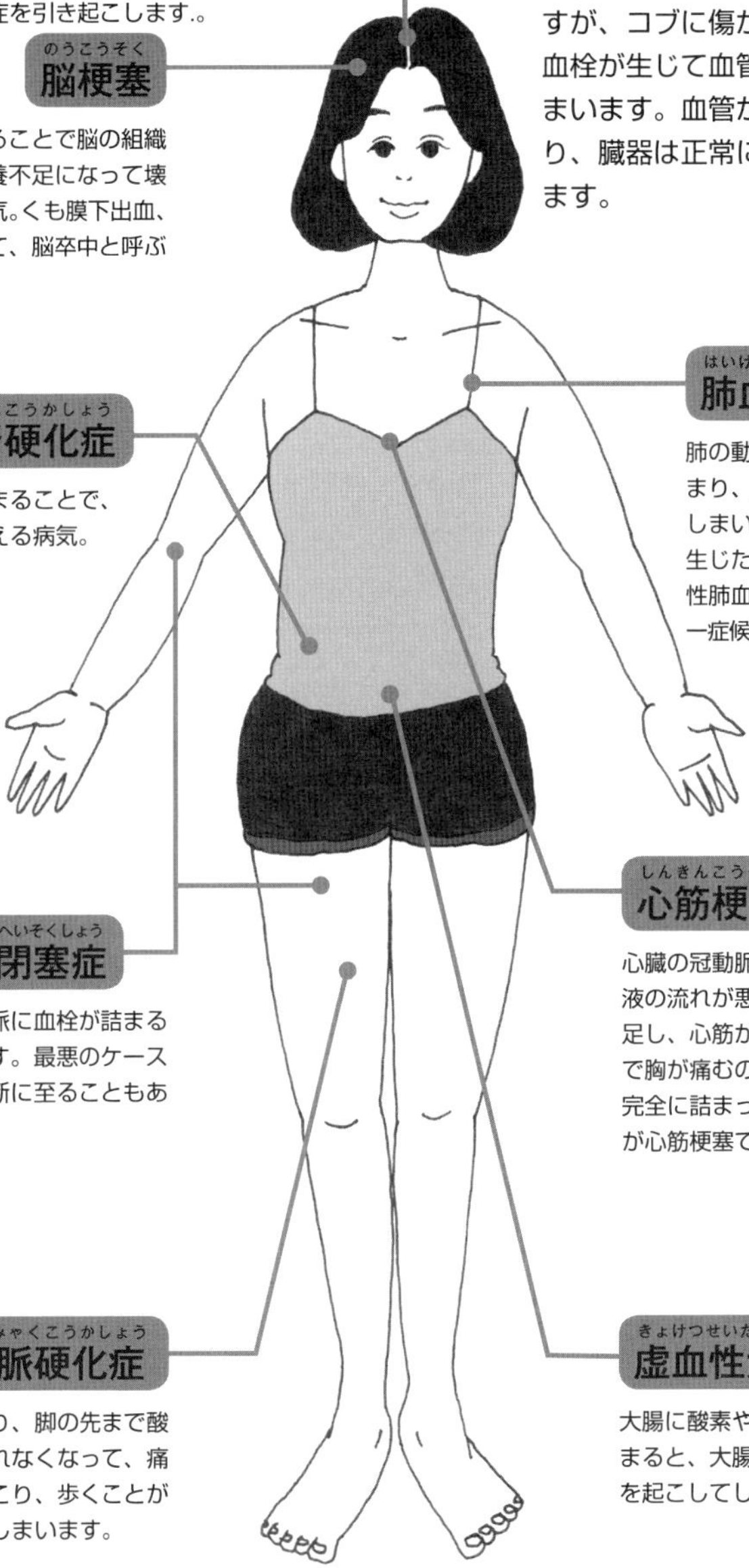

脳血管性認知症《のうけっかんせいにんちしょう》

広範囲の脳梗塞のみならず、自覚症状のない小さな脳梗塞でも、それが繰り返されることで認知症を引き起こします。

脳梗塞《のうこうそく》

脳の血管が詰まることで脳の組織が酸素不足、栄養不足になって壊死してしまう病気。くも膜下出血、脳出血をまとめて、脳卒中と呼ぶこともあります。

腎硬化症《じんこうかしょう》

腎臓の動脈が詰まることで、腎臓の機能が衰える病気。

急性動脈閉塞症《きゅうせいどうみゃくへいそくしょう》

腕や太ももの動脈に血栓が詰まることで起こります。最悪のケースでは腕や脚の切断に至ることもあります。

閉塞性動脈硬化症《へいそくせいどうみゃくこうかしょう》

脚の血管が詰まり、脚の先まで酸素や栄養が運ばれなくなって、痛みやしびれが起こり、歩くことができなくなってしまいます。

肺血栓塞栓症《はいけっせんそくせんしょう》

肺の動脈が血栓によって詰まり、肺の組織が壊死してしまいます。下肢の静脈で生じた血栓が原因となる急性肺血栓塞栓症はエコノミー症候群といわれています。

心筋梗塞《しんきんこうそく》・狭心症《きょうしんしょう》

心臓の冠動脈が狭くなることで血液の流れが悪くなり、血流量が不足し、心筋が酸素不足になることで胸が痛むのが狭心症。冠動脈が完全に詰まって心筋が壊死するのが心筋梗塞です。

虚血性大腸炎《きょけつせいだいちょうえん》

大腸に酸素や栄養を運ぶ動脈が詰まると、大腸粘膜が虚血して炎症を起こしてしまいます。

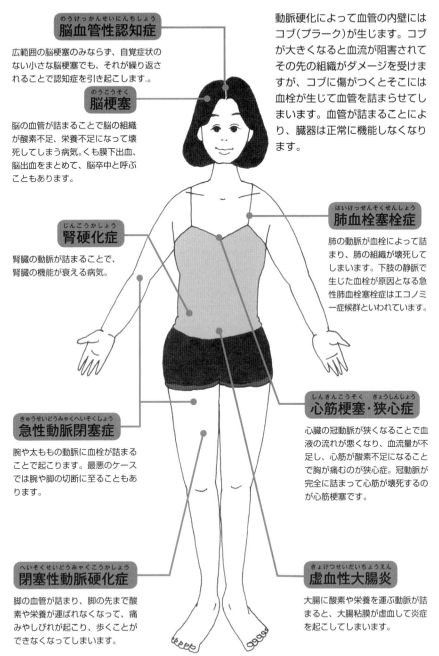

対談

突然死が増えているのはなぜ？

小山浩子先生（以下小山）　最近、「突然死」という言葉をよく聞きます。今まで元気だったのに、突然亡くなってしまうなんて恐ろしいですよね。
突然死とはどういう状況をいうのですか？

池谷敏郎先生（以下池谷）　突然死というのは、予期せぬ病気を発症してから24時間以内に亡くなることをいいます。
突然死の原因の約6割は心臓疾患です。たとえば急性心筋梗塞や不整脈などですね。そのほかの2割ほどが脳血管疾患やその他の血管の疾患です。さらに、大動脈が裂ける大動脈解離、風船のように膨らむ大動脈瘤の破裂なども原因となるので、突然死の8割から9割は血管の事故、つまり血管力の低下が引き起こすと考えられます。

小山　8～9割の死因が血管に関わるのですか？
そんなに多いなんて、現代人の血管はどんな状態になっているのでしょうか？

池谷　**「人間は血管とともに老いる」**という、ウイリアム・オスラー（注・184

９～１９１９年。カナダ生まれの医学者、内科医。医療や人生に関する名言が多くのこされている）の有名な言葉があるのですが、血管の老化が人間の老化につながるということを言っているわけです。

老化は生理的なものだから避けられないことなのですが、不規則なライフスタイル、乱れた食生活や運動不足が老化を早めてしまうのです。特に、食生活ですね。本来、生理的に老いていくはずの血管の状態や**動脈硬化の進行を、早めるような食生活をしている人が非常に多くなっている。**

小山　食が急速に欧米化したせいですね。どちらかというと飽和脂肪酸が多い食生活といえます。

池谷　ええ、食が欧米化すると、動物性脂肪を主体とした飽和脂肪酸サラダ油などのｎ－６系（オメガ６系）脂肪酸の摂取量が多くなり、逆に、魚に多く含まれるＥＰＡ（エイコサペンタエン酸）などのｎ－３系（オメガ３系）脂肪酸の摂取量は少なくなりますね。このような脂肪酸のバランスの乱れが、動脈硬化の進行と深く関わっていると考えられているのです。

脂肪酸には、陸上動物の脂肪や、やし油など常温では固体になる飽和脂肪酸と、水中に棲む動物の脂肪や、多くの植物系の油など常温では液体になる不飽和脂肪酸があります。

不飽和脂肪酸は、オレイン酸を含むオリーブオイルなどの一価不飽和脂肪酸と、多価不飽和脂肪酸に分けられます。

さらに多価不飽和脂肪酸には、n−3系脂肪酸とn−6系脂肪酸があります。

n−3系には、EPAやDHA（ドコサヘキサエン酸）など魚の油や、亜麻仁油、えごま油、しそ油などがあります。

n−6系の油とは、リノール酸を含むサラダ油やコーン油、紅花油などです。

小山　池谷先生は、よくアラキドン酸との関係をおっしゃっていますが。

池谷　アラキドン酸は必須脂肪酸であり、私たちが生きていくために必要な脂のひとつですが、その摂りすぎが問題となっています。実は、**アラキドン酸が過剰になると、体内で「炎症」が起こりやすくなる**んです。「炎症」とは擦り傷などがじくじくして赤くなるような状態を指しますが、動脈硬化は動脈の「炎症」によって生じるんです。そして、この好ましくない状況にブレーキをかけてくれるのが、同じく必須脂肪酸であるEPAなんですね。

小山　アラキドン酸についてもう少し詳しく教えていただけますか？

池谷　アラキドン酸は肉、魚、卵などの動物性脂肪に多く含まれていますが、体内で過剰に摂取したn－6系の植物油であるリノール酸からも合成されるんです。n－6系の油は、家庭料理にも、市販の惣菜や外食、スナック菓子などでよく使われているので、欧米化の進んだ現代の食卓では、摂りすぎてしまうことが多いのです。だから当然アラキドン酸も多くなってしまいます。

アラキドン酸が多くなるとどうなるか、たとえば白血球の細胞膜で考えてみましょう。細胞膜は脂質でできているのですが、そこをＥＰＡとアラキドン酸が椅子取りゲームのように取り合っていると考えてください。この椅子取りゲームでアラキドン酸が優位になると、白血球は炎症やアレルギーを引き起こしやすくなるのです。一方、ＥＰＡが多くなるとそれを予防、抑制するような方向に働いてくれます。人間の体の炎症とか、アレルギーとか、そういったものは、脂のバランスで決められているといってもいいでしょう。

オリーブオイルはＥＰＡの良きパートナー

小山　**なるほど。n－6系脂肪酸を減らして、n－3系脂肪酸を多く摂ったほうがいいといわれる理由はそこにあったのですね。**

小山　今回はオリーブオイルと豆乳を合わせた新調味料を考えたのですが、**オリーブオイルは、酸化しにくく、熱に強い**のが特徴の油です。

池谷　**オリーブオイルはEPAの良きパートナーなんですよ。**パートナーというのは、欠点を補ってくれる関係ですよね。EPAの欠点は、熱に弱いこと。これは、n−3系の油の特徴で、亜麻仁油やえごま油などにも共通しています。熱に弱いということは、調理に使えないわけです。揚げ物や炒め物など、熱を使った調理に使えませんから、そんなときには、サラダ油を使っていたわけです。つまり、n−6系の油がパートナーとしてがんばってきたのだけど、それが動脈硬化など血管によくないことがわかってきたのです。そこで良きパートナーとして新たに注目されているのがn−9系のオリーブオイルなんです。つまり、**調理にはリノール酸を多く含むサラダ油ではなく、オレイン酸を多く含むオリーブオイルを使う。**これが僕の推奨する油の使い方なのです。

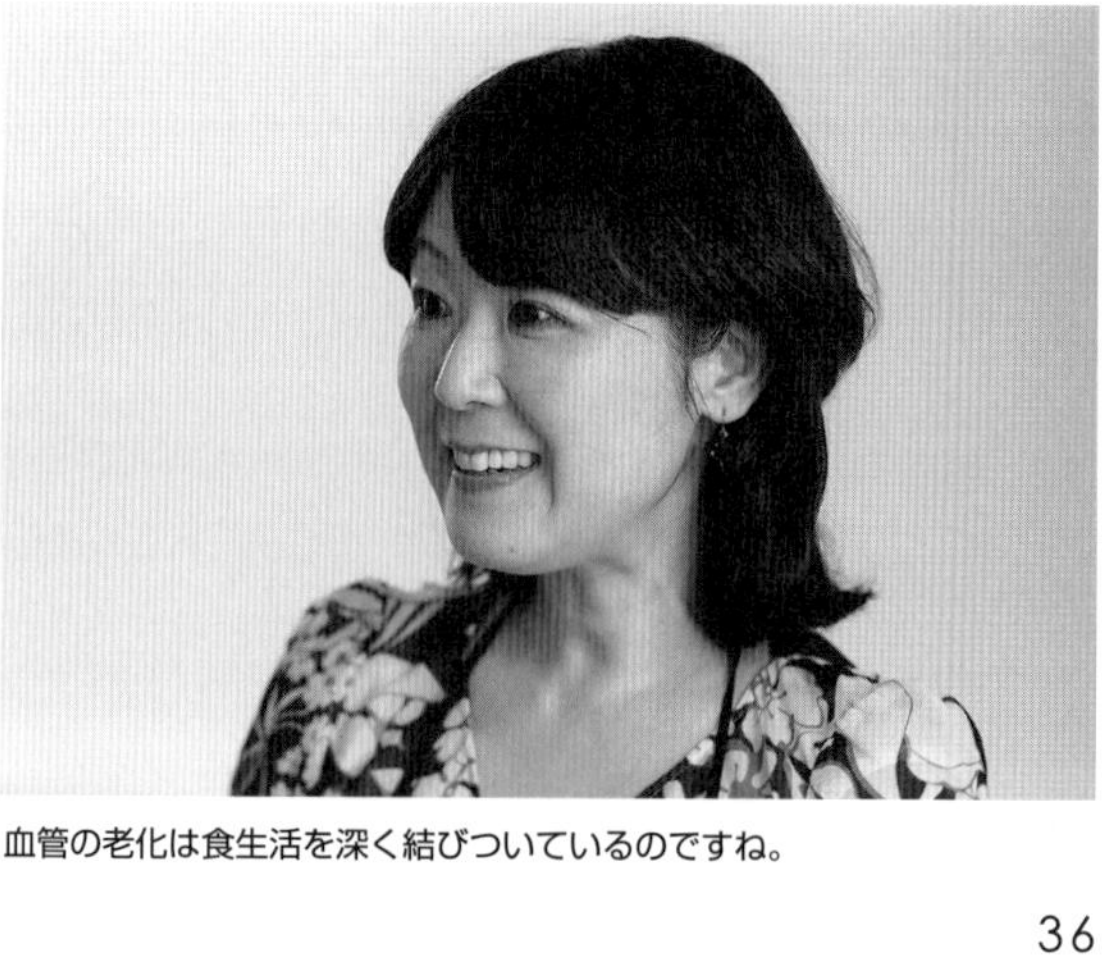

血管の老化は食生活を深く結びついているのですね。

小山　最近は、揚げ物は高温に強い米油を使う方も増えているそうですが、どうですか？

池谷　米油は、リノール酸が主体なのですが、抗酸化物質がたくさん入っているので、酸化を抑える力が強いというメリットがリノール酸のデメリットをカバーしてくれることがわかり、話題になっているんです。

小山　確かに、米油を使うと天ぷらなども、あっさり軽くいただけるので人気があるみたいですね。

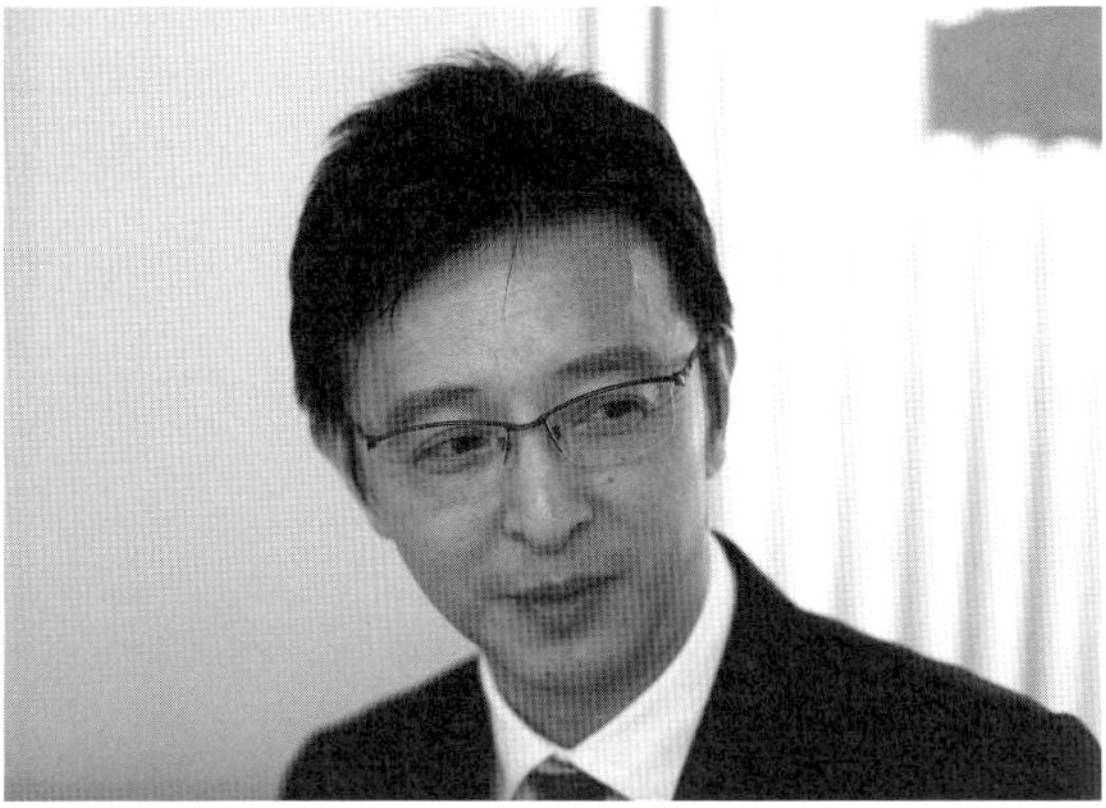
突然死の原因の８～９割は血管力の低下が引き起こしています。

池谷　以前、イタリアンレストランで食事をした後、血液検査をしたことがあったのです。イタリアンならオリーブオイルを使っているから大丈夫と思っていたのですが、結果はアラキドン酸の数値が増えていたのです。つまりn－6系の油を摂っていたことになる…。イタリアンレストランでも、サラダやパンにはオイルはオリーブオイルを使っていても、厨房で揚げ物や炒め物などに使うのは、リノール酸を含む、サラダ油やコーン油などの可能性があるのかな、と思ったことがありました。外食では、そこまでは見えませんからね。

血管力のある人はいつまでも若くてキレイ！

小山　血管力の衰えが招く病気にはどんなものがあるのですか？

池谷　死因別から見ると心筋梗塞、狭心症が多いです。血管の事故や動脈硬化による病気ですね。

それから脳卒中などの脳血管疾患です。

小山　ほとんど死に至る病気ですね。

池谷　解《かい》離《り》性《せい》大動脈瘤や動脈瘤も多く見られる病気です。

小山　健康な血管とはどんな血管なのですか？

池谷　**①血管全体がしなやかであること　②血管の内皮細胞がなめらかであること　③血液がスムースに循環していること**　この条件を満たした血管が健康で若々しい血管といえると思います。

血管は外膜、中膜、内膜の3層構造になっています。なかでも特に重要なのは、

血管は3層構造でできている

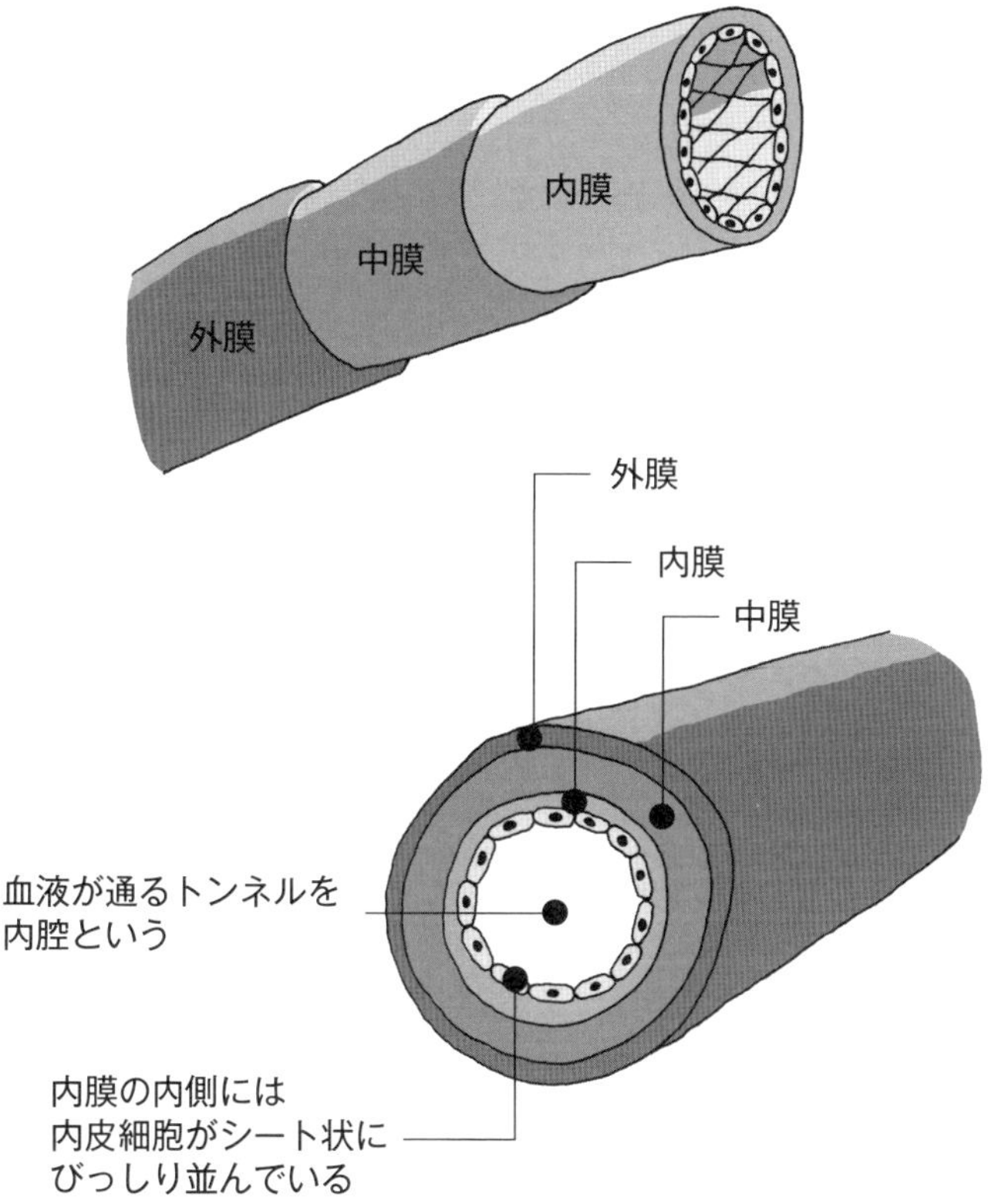

血管は３層構造でできている１本のホースのようになっています。外膜は外部からの衝撃や圧力から守るバリアの役割をしています。中膜は線維や筋肉からできていて血管を収縮、拡張させ、血液や血圧を調整します。内膜は内側に内皮細胞と呼ばれる細胞があり、血液や血管の機能をコントロールしたり、血圧を調整したり、血管の炎症を鎮静したりしています。血管の衰えにもっとも関わりがあるのは内膜の内皮細胞の状態なのです。

内膜の内側の内皮細胞の状態なのです。血管の病気は、内皮細胞のある血管内皮がなんらかの要因により傷つけられることで起こります。その結果、血管の内側にはコブが生じ、血管壁が厚く硬くなって内腔が狭くなります。さらに、このコブは傷つきやすく、それが原因で血管内に血栓が生じ、心筋梗塞や脳梗塞などを引き起こします。

血管の内皮細胞を傷つける原因は、生理的な老化のほかに高血圧、高血糖、脂質異常、さらに喫煙やストレスなどです。

小山　これらは生活習慣を変えることで予防できることばかりですね。

池谷　そうなのですよ。いわゆる生活習慣病、ないしは「悪しき生活習慣」ですから。小山先生は、食事の面からの指導をしていらっしゃいますが、具体的にはどんな指導をしているのですか？

小山　**タンパク質と脂肪の摂り方が大事ですよね。**それから減塩。

池谷　そうですね。戦後、脳卒中のなかでも脳出血がすごく多かった時代がありました。脳卒中のなかで、血管が詰まるのは脳梗塞、破れて出血するのが脳出血やくも膜下出血なのですが、特に脳出血が多かったのです。戦後の時代を振り返ると、塩分過剰による高血圧やタンパク質不足による血管壁のもろさが大きな要因だったのではないかと考えられます。

小山　戦前、そして戦後すぐの時代は、相当な塩分を摂っていたでしょう。おそらく1日20グラム以上は摂っていたのではないでしょうか。

池谷　それに加えてタンパク質不足。血管の壁もタンパク質でできていますから、**血管を作るには、材料としてのタンパク質をしっかり摂ることも非常に大事。**油の摂り方も大事なのですが、いい材料がないと作れませんから。

小山　現代はアミノ酸スコアの高いタンパク質を意識したいですね。

池谷　魚中心の和食は、とても理にかなっていると思いますね。

塩分のことですが、実は、塩分を摂りすぎて高血圧になる人って、高血圧の人の3割くらいしかいないのですよ。塩分を摂ったからといって、必ずしも血圧が上がるわけではないのです。でも、**血圧の上昇と関係なく塩分そのものが、直接血管の動脈硬化を進めてしまうこともわかってきたのです。**

小山　だからこそ、減塩はとても大切なのです。

池谷　塩分が酸化ストレスを与えたり、血管を硬くしてしまう。だから血圧の高くない人でも減塩は必要になります。

小山　若いうちから減塩を習慣づけるべきですね。

そういう意味では、豆乳とオリーブオイルを組み合わせるのは、とてもいいことだと思います。

池谷　非常にいいですね。

小山　**トランス脂肪酸の心配はないし、大豆タンパクも摂取できます。**

大豆タンパクのアミノ酸スコアは、１００点ともいわれているのですよ。必須アミノ酸の含有量のバランスも非常によいですし。

タンパク質を大豆から摂るというのは、とてもいいことだと思います。タンパク質をお肉で摂ろうとすると、飽和脂肪酸もいっしょについてきてしまいます。

池谷　**血管の健康や生活習慣病という面から考えると、肉だと摂りたくないものまで入ってきてしまう。**

また、腸内環境ということを考えると大豆のほうが優れています。

小山　そうなのです、大豆オリゴ糖や食物繊維が便秘の改善に働きかけ、腸内環境を整えてくれますし。

池谷　**日本女性の場合、赤身の肉を毎日80グラム以上摂り続けると結腸ガンのリスクが高くなるというデータがあります。**

小山　最近は女性でもお肉をがっつり食べる方も多いですが、毎日たくさん食べ

動脈硬化はこうしてできる

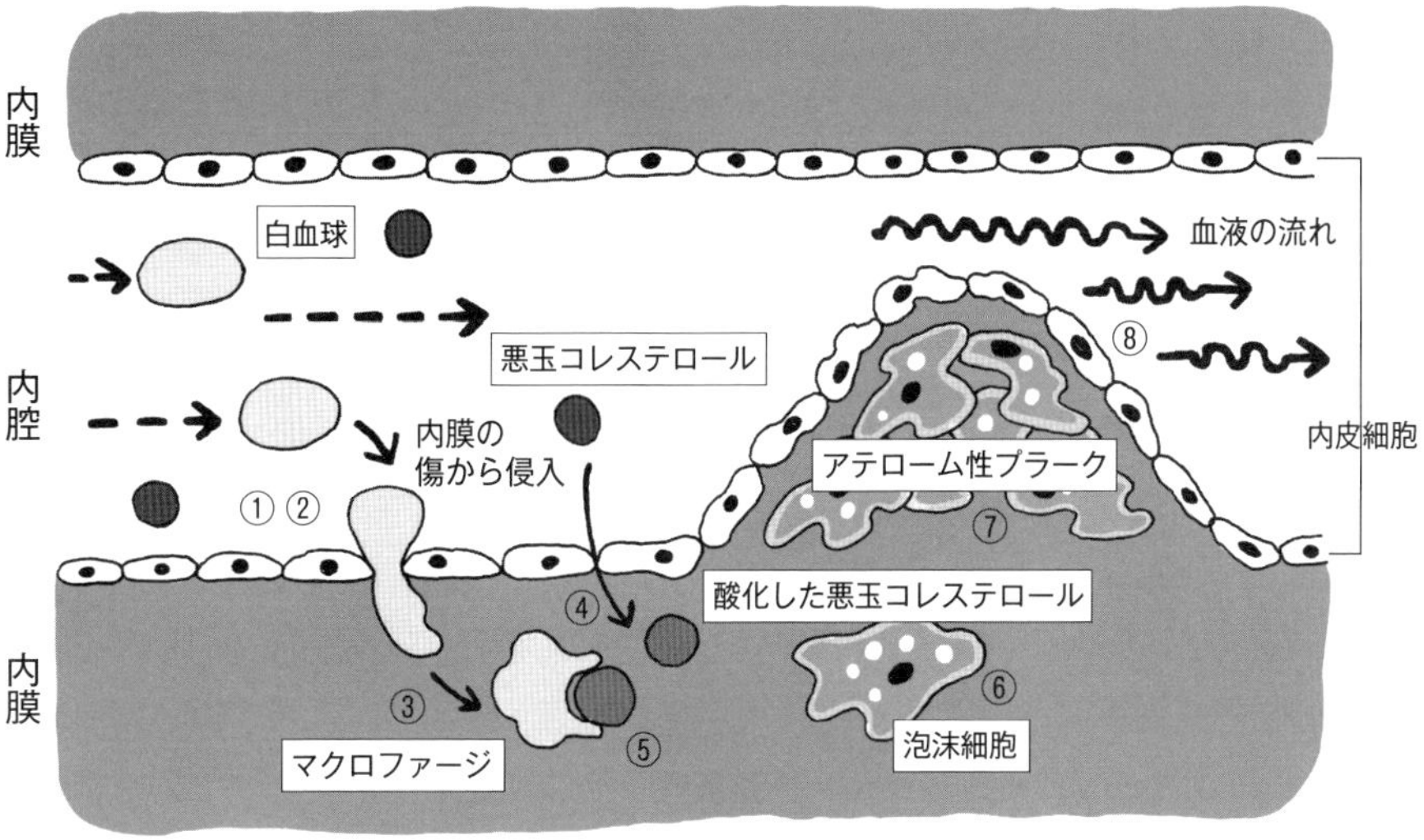

❶ 高血圧、高血糖、高コレステロールなどにより、内膜の壁に並ぶ内皮細胞が傷つく

❷ 傷ついた部分に白血球がくっついて、細胞のすき間から内膜の中に侵入する

❸ 白血球は内膜の中で、老廃物を食べて処理する細胞（マクロファージ）になる

❹ 血液中に過剰な悪玉コレステロールがあると、
内膜の傷から侵入して、それが活性酸素により酸化する

❺ ❸のマクロファージは、❹の酸化した悪玉コレステロールを異物とみなして捕食する

❻ ❺のマクロファージは、内部に脂をため込んだ泡沫《ほうまつ》細胞

❼ 血管の壁に❻の泡沫細胞がたくさん蓄積して、
お粥状の脂を含んだコブ（アテローム性プラーク）ができる

❽ コブの部分は血管の壁が厚くなり、しなやかさを失い、硬くなる。
血液の通り道は狭くなる

るのはリスキーな面がありますね。女性のほうが危険なんでしょうか？

池谷　女性は有意差が出たのですが、男性では、傾向はあったけれど有意にはならなかったそうです。赤身の肉や加工肉はガンのリスクがあるので、１週間に５００グラムくらいまでにしたほうがよいといわれています。

小山　お肉は飽和脂肪酸もたくさん含みますね。

池谷　でも、飽和脂肪酸よりもむしろｎ−６系の摂りすぎのほうがよくないというデータが先日発表になりました。

植物性のサラダ油だから体にいいと単純に考えて使いすぎるのは危険だといわれています。

たとえば、お好み焼きを食べに行っても、バーベキューに行っても、すごくたくさんの量のサラダ油を使っていますよ。お好み焼き屋へ行くときは、オリーブオイルを持って行こうかなって思っちゃいますね。

小山　マイボトル持参ですか（笑）。お好み焼きってマヨネーズもすごくたくさんかけますしね。外食やコンビニ食って、自分ではコントロールしにくい部分ですから、気をつけたいですね。

最近の若い人たちの食生活って、ちょっと心配です。栄養バランス以前の問題で

はないでしょうか。食べるものも、食べ方も、もっといろいろと意識してほしい。健康な体はすべて、食べたものからしか作られないのですから。

豆乳オリーブオイルで健康になろう

池谷　コンビニのサラダのコーナーで豆乳オリーブオイルを販売したらどうですか？　小さな容器に入れて。

小山　いいですね、コンビニで選ぶときに、豆乳オリーブオイルがあれば、コンビニサラダもぐんと美味しく、ヘルシーになりますね。

池谷　豆乳オリーブオイルを製品化したらいいですよ。

最近のコンビニは、美味しいものを置くというふうに変わってきたところもあるけれど、健康にいいものを置くという意識がまだまだですね。

小山　そうですね、お昼どきもレジに行列ができていて、若い人の8割くらいは昼食をコンビニで買って食べているのではないでしょうか。

コンビニ食でもうひとつ心配なのは塩分が多いこと。

池谷　お弁当とか、ただでさえ味つけが濃くて、塩分が多いのに、それに付属のしょうゆをかけたら、1食で15グラム級です。

小山　目標とする1食2～3グラムには収まりきらない。プラス2g、それに野菜スープやカップ味噌汁をつけたら大変なことになりますね。

池谷　僕はお昼ごはんをコンビニで買うことが多いのですが、弁当売り場には行きません。まず、サラダのコーナーへ行ってメインのサラダを選んで、上にのせる肉やゆで卵などをいっしょに買います。

小山　お昼に糖質は食べないのですか？

池谷　その日の運動量や、夜の食事の予定によっては、おにぎりやパンを追加することもあります。夜は会食でたくさん食べるとか、そういうときはサラダにタンパク質を補う程度にしたり、野菜ジュースやスープをプラスします。結果的にゆるゆる糖質制限になっているのかな。

小山　**1日のトータルで考えるのですね。**

池谷　そうです。夜の食事を考えて、朝と昼をコントロールしています。夜にみんなで食べるときに、自分だけ食べなかったり、残したりするのがいやなのです。

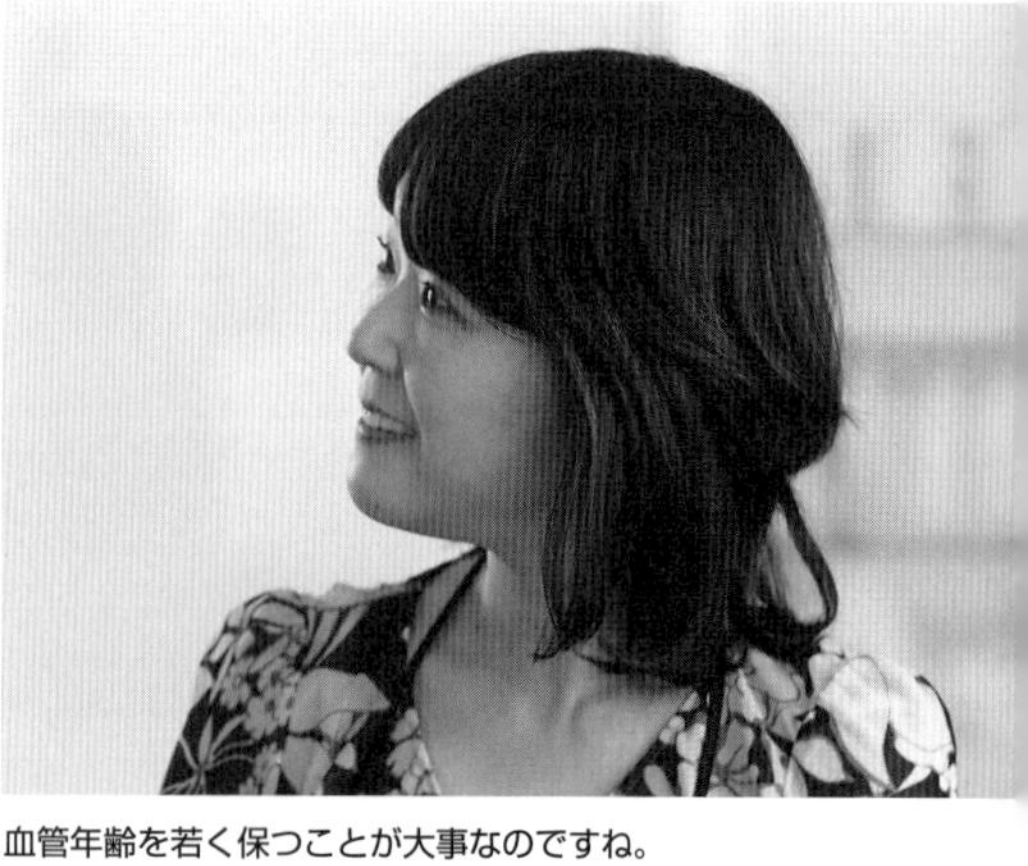

血管年齢を若く保つことが大事なのですね。

みんなで楽しく食事したいから。

糖質を半分にしたら1ヶ月で4kg減！

小山　30代で太ってしまったというのは？　糖質の多い食事でしたか？

池谷　あのころはとにかくたくさん食べてましたね。旅館の朝ごはんと夕ごはんみたいに、おかずもいっぱい、ご飯も必ずおかわりしてましたし。

糖質をそれまでの50パーセントくらいに抑えるようにしたら、最初の1ヶ月で4kgくらいやせました。

小山　糖質制限をすると最初はグッとやせますよね。

池谷　はい、最初にグッとやせたあとは、倹約遺伝子が働いて体が少ないエネルギーで生きていけるようになるのです。低燃費に切り替わるわけです。ダイエットしていると体重の減らなくなる停滞期がありますが、それは倹約遺伝子が働いて低燃費モードになったから。ここであきらめるとリバウンドしやすくなってしまいます。

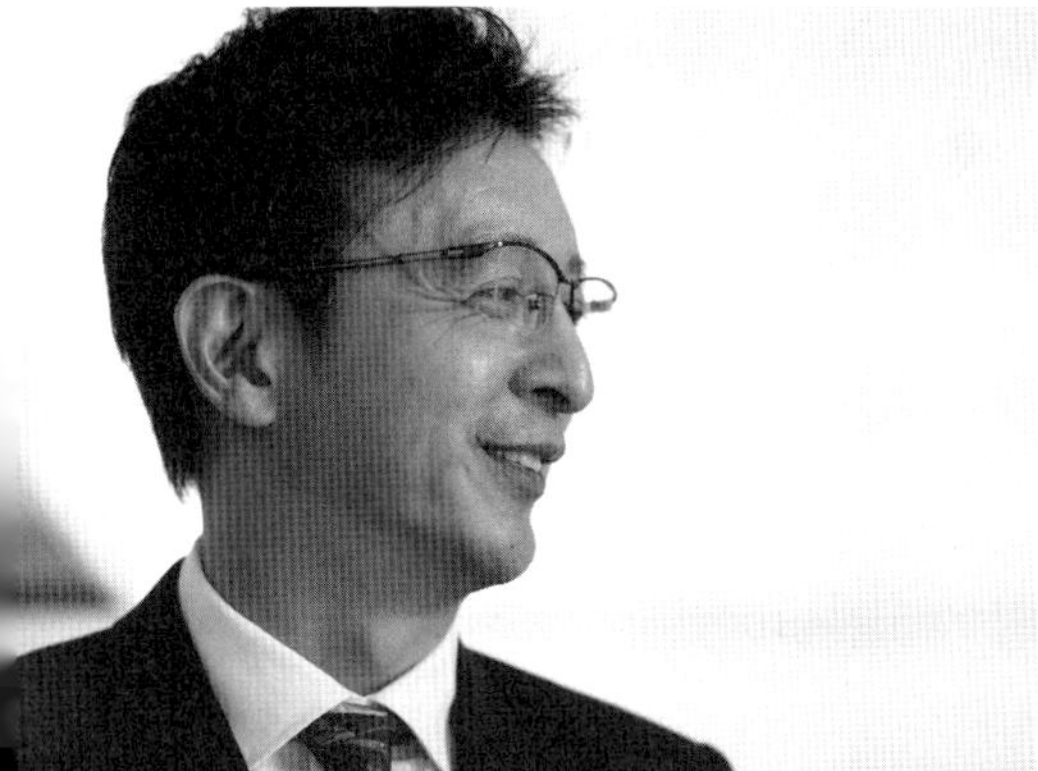

いくつになっても血管年齢を若返らせることができます。

小山　そこを乗り切るとまたやせてきますよね。

池谷　だから、停滞期を認識することでダイエットが成功しやすくなります。5、6年で10kg近くやせて、62kgまでいったのです。ずいぶんやせたなと思ってお風呂に入るとき、鏡を見たらやせたおじいちゃんが立ってた（笑）。ぞっとしました（笑）。若いときはやせればそれなりにスマートになったのに、40代になるとそういうわけにはいかなくなるのです。それで、若々しい体になるために、運動を始めて、炭水化物の量も増やしました。

小山　どんな運動をしたのですか？

池谷　筋トレと軽い有酸素運動です。今の体重は65kg。日本人男性の平均よりも、脂肪が3kgくらい少なく、筋肉が4kgくらい多い状態です。

小山　ベストな感じですね。テレビで拝見しましたが、血管年齢もお若い。池谷先生、**血管年齢って若返るのですね**、ちょっとびっくりしました。

血管年齢を若返らせることは可能です

池谷　**血管は一度老化すると元に戻らないといわれていたのだけど、近年、若返ることがわかったのですよ。**

血管年齢を測定するときに、指先で測りますよね。あれは何を見ているのかというと、木でいうと花の咲く部分を見ているのです。人間の体には、大動脈があって、太い血管があるでしょう。これが木の幹と太い枝です。そしてさらに先細りしながら枝に分かれていって指先や肌、心臓や脳の先のほうに至ります。この枝葉や花に相当するのが末梢血管です。幹の部分は年輪ができていくように、年齢や生き方が刻まれていきます。ここは一度老化してしまうと元に戻すのは難しい。よくたとえるのですが、血管力を若返らせるのは、桜の木の手入れとよく似ているのです。木が老化してきたからといって、がんばって栄養を与えても、幹の老化のスピードは抑えられたとしても、木自体が若返ることはないのです。でも、葉を茂らせて花を咲かせることはできますよね。

小山　それが血管年齢が若返るということなのですね。なるほど、よくわかりました。木そのものが老化していても、花は咲く(笑)。いいですね。

60歳、70歳になっても血管を若返らせることはできるのでしょうか。

池谷　70歳でも若い人に負けないような花が咲かせられます。樹齢百年を超える京都の山科の桜の木のように。あきらめないことが大事ですね。もちろん、なるべく若いうちから、**こまめな有酸素運動と、ゆるやかな糖質制限**を続けていくと、いつまでも若々しい血管と体を維持することができますよ。

小山　こまめな有酸素運動というのはなぜ必要なのですか？

池谷　〈末梢血管をしなやかに開く〉ということです。末梢に花を咲かせるということは、つまり末梢血管をしなやかに開くことなのです。末梢血管が硬く収縮してしまうのが老化ですから、しなやかに開くということは血管年齢が若返ることになりますよね。

運動をすると筋肉からブラジキニンという物質が放出されます。この物質が血管の内皮に働いて、一酸化窒素（NO）を活性化します。それが血管を開かせて、血液の循環を促し、血管年齢を若返らせてくれます。さらに、食後に行なえば、血糖が運動に必要なエネルギーとして消費されるので、食後の高血糖の改善が期待できます。

末梢血管を開くゾンビ体操

小山　具体的にどんな運動がおすすめですか？

池谷　おすすめは〈ゾンビ体操〉。私が考案した**ゾンビ体操は、ゆるやかな有酸素運動**なので、これをやるたびに一酸化窒素がたくさん出て、全身の血管が広がって、筋肉が熱を作って全身が温まってくる、いいことづくめの体操です。運動は緊張して行うと血管が収縮してしまうから、全身を脱力して、リラックスした状態で行うのがいいのです。運動すると交感神経が優位になるのですが、1分やったら30秒休みながら行うので、過剰な交感神経の緊張を抑えた運動といえるでしょう。つまり、末梢血管が開いて血圧が下がり、血管年齢が若返ります。

小山　ご自分でも、ゾンビ体操を毎日続けているのですね。

池谷　はい。時間のあるときにやってますし、外来で診察中に患者さんに教えながらもやってます。僕は運動量の多い体育会系内科医なんですよ(笑)。

小山　運動は大事ですよね。でも、続けることは難しい。

池谷　そうなんですよ。いい体操はたくさんあるけれど、やらなくなってしまう。**ゾンビ体操は簡単**だし、短時間でいいから、誰にでも続けやすいと思います。

小山　ゾンビ体操で末梢血管を開かせるようにしたいです。大動脈とかへ働きかけるのはなかなかできないけれど、末梢血管へならアプローチしやすいのですね。

池谷　そうです。まさにその点が大切なのです。

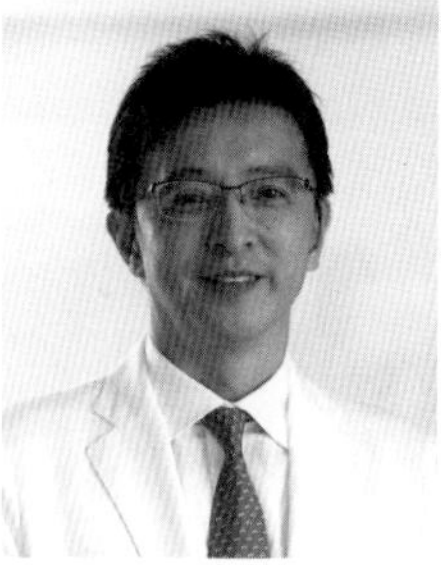

特製朝ジュース、ゆるゆる糖質制限、そしてゾンビ体操で血管若返りライフ

池谷敏郎先生

身長173㎝、体重65㎏のスリムな体型を維持している池谷敏郎先生。平均よりも脂肪が3㎏くらい少なく、筋肉が4㎏多いという、とてもいい状態だそうです。血管年齢も実年齢53歳よりもかなり若い、40代前半をキープしています。そんな池谷先生が実行していることは？

「朝はスロージューサーで、にんじん、りんご、レモンのジュースを作り、最後に亜麻仁油かオリーブオイルを加えたオリジナルジュースで朝食。ランチはコンビニでサラダを購入。蒸し鶏やゆで卵、ツナなどでタンパク質を追加します。よく動いた日や夜の会食がない日は、おにぎりやパンも食べることもあります。おやつもいただいちゃいます。甘いものが好きなのでクッキーやチョコレート、和菓子などを少し。夕食はおかず中心に、ご飯やパスタも少量食べますし、お酒も

Iketani's Healthy Life

飲みますよ。でも、食べすぎた、飲みすぎたと思ったら翌日に調整するようにしています」

そして毎日実行しているのが池谷先生考案の〈ゾンビ体操〉。

「肩と手足の力を抜き、子どもがイヤイヤをするようにぶらぶらとするだけなのですが、全身の血流がアップして、血管年齢が若返るのです。自分では時間のあるときにちょこちょこやっているのですが、僕は運動量の多い体育会系内科医なので(笑)、患者さんに教えるので診察中もかなりゾンビ体操してます」

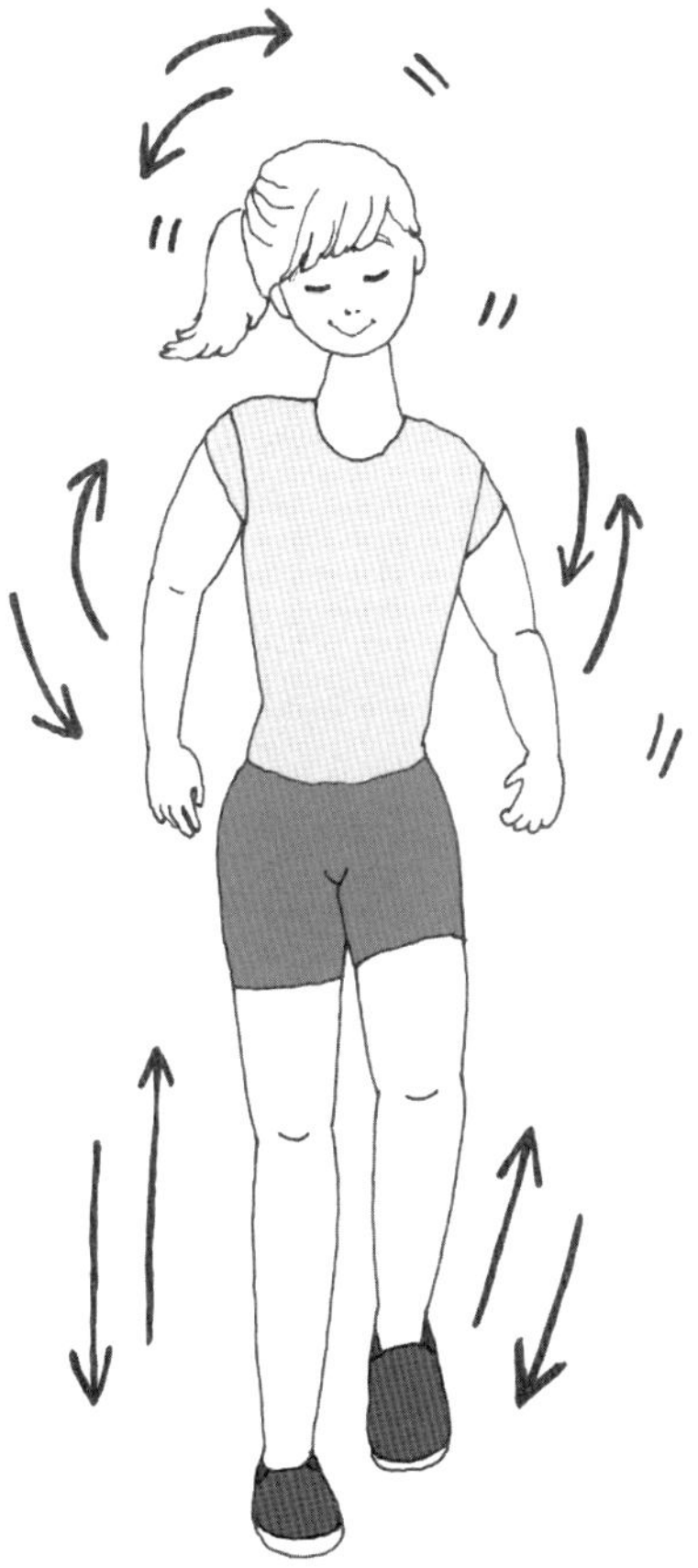

1 背筋をのばしてまっすぐに立ち、肩と手の力を抜いてぶらーんとたらします。
2 かかとを少し上げ、つま先で小刻みに足ぶみをします。肩と手の力を完全に抜いて、手足を軽くねじるようにぶらぶらと1分間。
3 その場で30秒ゆっくりと足ぶみをします。①〜③を3セット繰り返します。

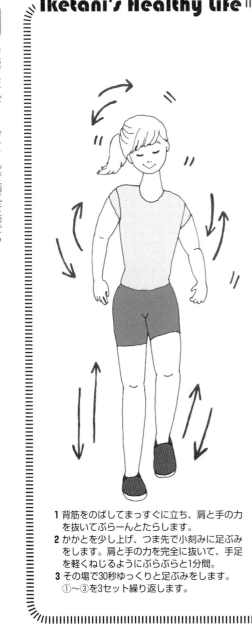

池谷　さて、**末梢血管が開くと何がいいかというと、末端の抵抗がなくなるから、心臓が血液を押し出しやすくなるのです。**壁にボールをぶつけたときに跳ね返ってくるように、心臓から血液をぎゅっと押し出したときに末梢から跳ね返ってくる圧が生じるのですが、末梢血管が開いていると、心臓方向への跳ね返りが減り、心臓近くの圧が下がります。つまり、心臓に近い大動脈の圧が下がるので、大動脈瘤、大動脈解離、心不全、さらに心臓に負荷がかかることで生じる不整脈などの予防には、たいへんメリットがあるのです。

小山　心臓への負担が少なくなりますね。

池谷　末梢血管が開くことで、心臓にも、大動脈にも、いいことが起こる。まさに「たかが末梢、されど末梢」であり、末端の血管をしなやかに開けば、心血管系のあらゆる部位に良い影響を及ぼすことになるわけです。

朝のランニングは危険!?

小山　ゾンビ体操が健康によいことはよくわかりました。健康のためにランニングをしたり、ジムに通ったりする人も多いと思うのですが、激しい運動はどうなのでしょうか？

池谷　メタボ検診を受けて、やばいとなっていきなり運動を始める人が多くいます。特に、気をつけてほしいのは、若かりしころに体育会系で運動をしていた男性が急に運動を始める場合です。昔とは違う、ということに気がついてないのです。検診でコレステロール値が高いとか、血圧が高めとかいわれたけれど、自分はまだまだ若く大丈夫と思い込んでいるのですね。で、急に昔と同じように運動をするから倒れてしまう。

小山　自分からそういう事故に向かわせている感じですね。

池谷　たとえば夏の朝、早く起きて、コップ1杯の水を飲んでひとっ走りするみたいなことって多いのではないかな。でも、寝ている間にコップ3～4杯分の寝汗をかくといわれているので、脱水状態になって脳の血管が詰まってしまいます。あるいは冬の朝、寒くて血圧が上がっているのに、走ったりすると脳の血管が切れたりすることもあります。

起きてから1時間というのは、魔の時間帯なのですよ。交感神経の緊張が高まっていて、血圧が上昇し、血液も固まりやすくなっています。**脳卒中、心筋梗塞がもっとも多くなるのが起床後1時間なのです。**この時間に、いきなり激しい運動

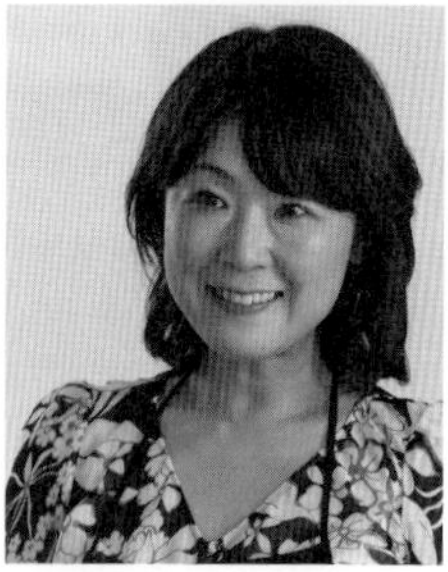

その日のコンディションで体が欲するもの、体調がよくなるものをバランスよく食べています

小山浩子先生

若いころから体形がまったく変わらないという小山先生。全国各地での講演会やテレビや書籍、雑誌を通じて、食の大切さを伝えている小山先生がふだん何を食べているのか大いに気になります。

「体調がよくなるものを食べ続ける感じのスタイルです。そのときそのときで体の欲するものを食べるのがいちばんいいようです。たとえば朝ごはんも、何を食べるって決めないで、発芽玄米だったり、天然酵母のパンだったり、オールブランや玄米グラノラだったり、起きたときの感覚で自然と決める感じです。ですから、主食はいろいろなものがストックしてあります」

冷凍や作り置きのおかずを利用して、調理には時間をかけず、食べる時間をゆっくりととるのが小山先生の朝食スタイル。

「ピクルス、大豆と切り干し大根の煮物、ゆで卵、とうもろこしをゆでたもの、トマト、きゅうり、サニーレタスなどはいつも冷蔵庫に入ってますね。それをちょっとかわいく盛り付けるだけですが、自然と栄養バランスが整うのかもしれません」

運動は何もしていないという小山先生ですが、ずっと体形をキープしているのは仕事中の運動量が多いせいかもしれません。特に料理の撮影などでは、早朝から立ちっぱなしで動き回っていることが運動になっているようです。

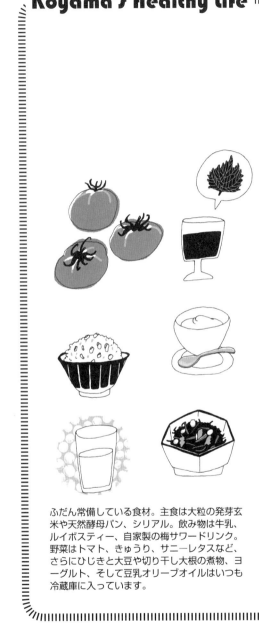

ふだん常備している食材。主食は大粒の発芽玄米や天然酵母パン、シリアル。飲み物は牛乳、ルイボスティー、自家製の梅サワードリンク。野菜はトマト、きゅうり、サニーレタスなど、さらにひじきと大豆や切り干し大根の煮物、ヨーグルト、そして豆乳オリーブオイルはいつも冷蔵庫に入っています。

Koyama's Healthy Life

をするのは、とても危険な行為といえます。

対談

血管年齢を若返らせる入浴法&睡眠テク

小山　入浴や睡眠でも血管力を高めることができますか？　池谷先生が実践していらっしゃることを教えてください。

池谷　全身の血管を開かせるためにおすすめなのが入浴です。全身浴の場合、熱いお湯に入ると、その刺激でギュッと末梢血管が縮まります。体を守るために体温を変化させないようにするわけです。少しぬるめのお湯にゆっくり入ったほうが体が温まるのは、末梢血管が開いて血流がよくなり、お湯の温かさを全身へと運んでくれるからです。

小山　熱いお湯に入って末梢血管が縮まってしまうって、特に冬は怖いですね。血管の事故につながりそうです。

池谷　その通り！　**60歳を過ぎるとお風呂の事故が急に増えてきます。**特に冬は脱衣所や洗い場が寒く、その刺激で血管が収縮して血圧が高くなります。そこで熱い湯に入るとさらに血圧が急上昇することになります。脳卒中などの血管系の事故のほかにも、急上昇した血圧が入浴中に急降下して失神してしまい、溺れて亡くなる人も結構います。交通事故で亡くなる人が５０００人くらいですから、その4倍くらいの方がお風呂で亡くなっているわけです。

僕もお風呂で寝てしまうことがあるので気をつけています。

小山　それは怖いですね。シャワーだけのほうが安心かしら。

池谷　運動してからだったらシャワーだけでも、お風呂に長く入ったのと同じ効果が得られます。シャワーを浴びる前に、ゾンビ体操を3回くらい繰り返すことで、血液が温まって循環した状態でシャワーが浴びられます。

小山　お風呂で寝てしまう人はそのほうがいいかもしれません。睡眠時間はどのくらいですか？

池谷　30代のときは2～3時間だったのですが、最近では5時間以上は寝るようにしています。

小山　えっ、長くして5時間ですか？　ショートスリーパーなのですね。日中眠くなりませんか？

池谷　眠くなります（笑）。隙《すき》あればどこでも短時間の仮眠をとるようにしています。さすがに、アラフォーになると2～3時間睡眠では無理になりました。

ですから、夜やろうと思ったことも、明日の朝にしようって考えるようになって、睡眠時間を4～5時間は確保するようになりました。

実は、**睡眠時間が4時間未満だと、血管系の事故が多くなる**というデータもあるのです。血管力の低下につながりますからね。

小山　理想的な睡眠時間ってどのくらいですか？　どの時間帯に寝ていたほうがいいとかもありますか？

池谷　理想は7～8時間といわれています。以前は夜10時から2時までが睡眠のゴールデンタイムで、この時間に眠っていることで成長ホルモンが分泌されるといわれていたのですが、今は時間帯よりも眠りの深さが重視されています。入眠後3時間くらいに成長ホルモンの分泌が活発になるという説もあります。

小山　**睡眠時間は長さよりも質**といいますから、リラックスして深い眠りを得るようにするといいですね。

池谷　**一定の時間に寝て、一定の時間に起きて、一定の時間に食事して、昼間は適度に体を動かす。**これが体内時計を整えることにつながります。体内時計を狂わせなければ体調もよく、眠りの質も高まります。

実は、**眠りの質が悪くなると、食行動に異常をきたすのです。**摂食中枢《ちゅうすう》や満腹中枢をコントロールするホルモンのバランスが悪くなって、無性に食べたくなるとか、食べても食べても満足できなくなったりします。夜中にラーメンが食べたくなって、つい食べてしまう。するとますます肥満になり、肥満が睡眠時無呼吸症候群を引き起こして、これがまた眠りの質を悪くしたり、夜中の血圧の急上昇や急降下、心拍数の急増加、急減少を引き起こすので、血管系の事故や突然死を増やしてしまいます。

小山　悪循環となってしまいますね。

体が欲するものを食べるのが大切

池谷　小山先生は、毎日、どんなものを食べているのか、とても興味があります。

小山　食べて体調がよくなるもの、そのとき体が欲するものを食べてます。

池谷　芸術家みたいですね。

小山　発芽玄米を食べていると、白いご飯が恋しくなって食べるのです。すると、なんだか疲れやすく感じたり、発芽玄米のときのほうが体調がよかったなと気づいて、やっぱりご飯は発芽玄米にしたほうがいいかな、そんな感じです。

対談

池谷　肉は食べますか?

小山　お肉はあまり食べません。特に、夜にお肉を食べると、翌朝、体調が悪くなってしまうので避けています。昼は食べることもありますけど。

油も、先生がおっしゃっていたように、n－3系の油を多く摂る、n－6系は摂りすぎない、トランス脂肪酸を摂らない、ということを意識しています。揚げ物や炒め物などにはオリーブオイルや米油を、サラダなど直接かけて食べるときはオリーブオイルや亜麻仁油を使うことが多いですね。

今回、ヘルシー調味料として、豆乳とオリーブオイルを合わせたソースを考えたのですが、**そのままかけても、素材と混ぜても、炒め物に使ってもいいのでとても便利だと思います。しかも、とても美味しいのですよ。**いくら健康によくても、美味しくなかったら続けられませんから。

食べることで体を変えていこうと思ったら、一朝一夕では無理です。一度にたくさん食べてもダメです。少しずつでいいから毎日続けることが必要になります。

池谷　食事にしても、運動にしても、検診でメタボと診断されたから、あわてて一気にやる、という人が多いけれど、続かないから改善されないことが多い。**続けるということでは、オリーブオイルはとてもよいと思います。**日常手に入り

いろいろな脂肪酸

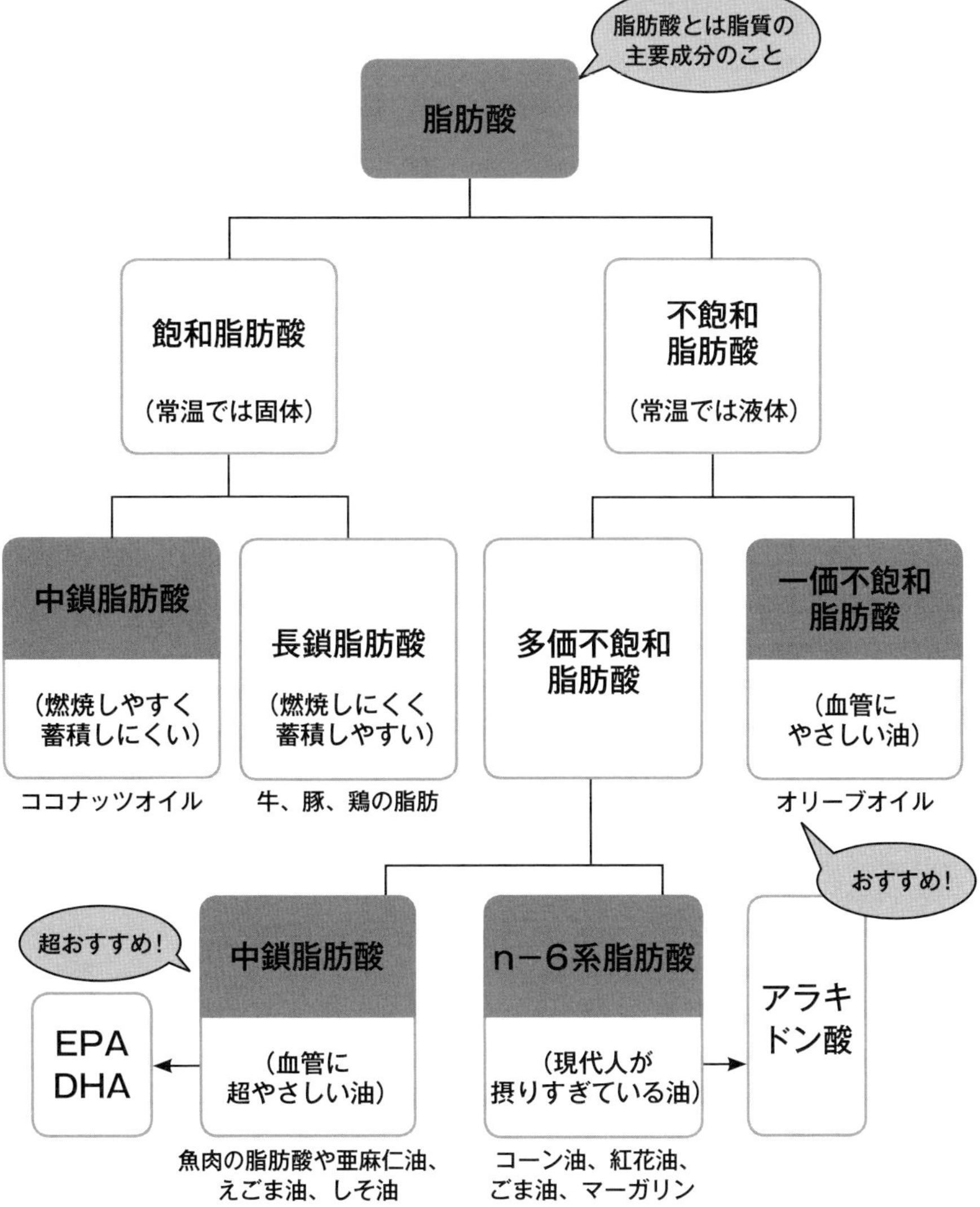

すべて必要な脂肪酸だが、現代人はn－6系を摂りすぎがち。
n－6系は控えて、n－3系を多めに摂ってバランスよく。

やすいオイルですし、熱に強いから調理するときの強い味方ですよ。

オリーブオイルにはやせる要素が満載

池谷　さらに便秘を改善して腸内環境を整える効果も見逃せません。一時、納豆にオリーブオイルをかけて食べるのが流行りましたが、便秘の改善にとても効果的だと思います。便秘がよくなって腸内環境が整ってくると何がいいかというと、腸の善玉菌が水溶性食物繊維やオリゴ糖を使って**短鎖《たんさ》脂肪酸を作るのです。この短鎖脂肪酸は免疫力を高めたり、腸内フローラを良好に保つために必要不可欠です。**短鎖脂肪酸の働きにはいろいろありますが、脂肪の蓄積を減らし、全身の代謝を活発にして肥満を防ぐ働きがあります。

小山　ダイエットにすごく役立つのですね。

池谷　今、いちばんのトピックスになっているのが、胆汁酸が血中でホルモンのような働きをして、脂肪燃焼の指示を出すことがわかってきたこと。つまり、胆汁酸が脂肪を燃やす現場監督の役割をしているのです。胆汁酸とは、胆のうから小腸に分泌されて、脂質の消化・吸収を助ける消化液。肝臓で作られた胆汁酸は、胆のうにプールされるのですが、量が決まっていて古くなった胆汁酸は便に捨てられていきます。腸内環境が整って便秘しなくなれば、毎日どんどん便として捨てられ、常に新しい胆汁酸が作られていきます。若い現場監督ほど働きがいいので、どんどん脂肪を燃やしてくれるのです。

小山　**抗酸化作用の高いオリーブオイルと、腸内環境を整える食物繊維や大豆オリゴ糖も含む豆乳を組み合わせた豆乳オリーブオイルは、ダイエットの面からも理想的といえます。**
オイルだから太るというイメージを持つ人も多いのでは、と心配していたのですが、やせる調味料といえますね。

池谷　油はカロリー的には太る計算になるけれど、代謝ということで考えるとやせる要素が満載の調味料ですよ。
油というのは、確かにカロリーが高いので、ダイエットや生活習慣病からくる血管力の低下にとってはデメリットとなることもあります。ただ、油にも摂るべき油と、摂らないほうがいい油があることを知ってほしいですね。**必ず摂りたいのは、魚の油と亜麻仁油やえごま油、しそ油。そしてオリーブオイル**にも見逃せない働きがあります。豆乳と組み合わせた豆乳オリーブオイルは、血管を若返らせる食品のなかでも、かなり上位になると思いますよ。

小山　全国どこでも手に入る材料を使って、誰にでも簡単に作れるのが豆乳オリーブオイルの魅力だと思います。野菜、魚や肉、ご飯やパン、麺とも相性がよく、メインからデザートまでいろいろな料理に使えるので、ぜひ、毎日の食事に取り入れて、血管年齢の若い、健康な体を手に入れてほしいですね。

池谷　血管が健康で、血管年齢が若い人は見た目も若いのですよ。シミなども目立たず、肌もキレイだし、太りすぎたり、やせすぎたりしてなくてスタイルもいい。全体に元気な印象の人が多いのです。ですから、**血管を健康に保つことは、病気を防いで元気に過ごすことにつながるのです。**

小山　食べるだけで健康になれて、若々しく元気になれて、しかもスタイルもよくなり、肌もキレイになれる豆乳オリーブオイル。まさに、魔法のひとさじです！三章では、材料となる豆乳とオリーブオイルについて詳しく紹介します。意外と知っているようで知らない、ふたつの食材の魅力を再認識できると思いますよ。そして、四章では、豆乳オリーブオイルを使った30レシピを考えました。朝ごはんにぴったりのメニュー、ランチやお弁当にも向くメニュー、夕食のメインやお

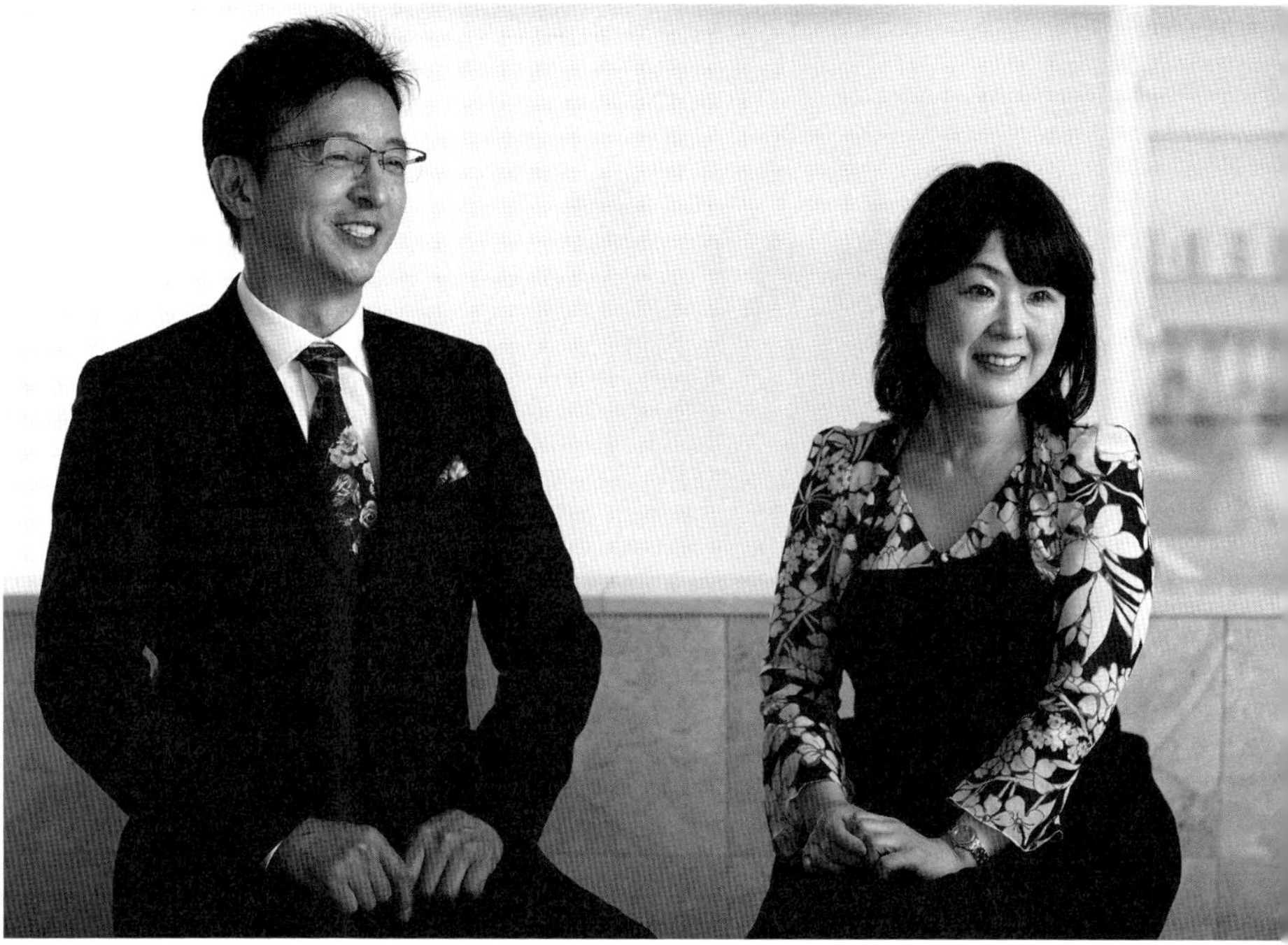

大切なのは、健康寿命を延ばすこと。いつまでも元気で長生きするために、
医療の面から研究する池谷先生と、食の面から支える小山先生。

もてなしにもふさわしいメニュー、さらにデザートやおやつに食べたいスイーツなど、毎日続けられる、美味しいレシピを研究しました。冷蔵庫に常備しておき、1ヶ月、毎日食べることでうれしい変化が感じられるようになるはずです。

（2016年7月7日
池谷医院にて）

第三章

今、また注目！
健康食材！
豆乳とオリーブオイルが
体にいい理由は？

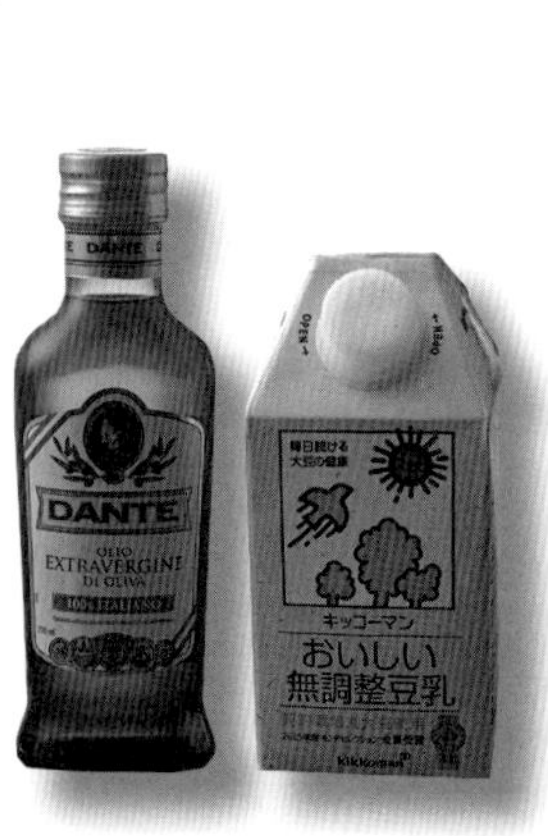

栄養のバランスに優れた豆乳は、大豆のパワーそのもの。

昔から「畑のお肉」といわれ、栄養価の高さが知られる大豆。日本人にとって大切なタンパク質源として大切にされてきました。

大豆は、牛肉と比較しても、タンパク質、脂質、糖質、食物繊維、ミネラルなどをバランスよく含む食材といえます。また、牛肉に含まれる脂質が飽和脂肪酸なのに対し、大豆に含まれるのは不飽和脂肪酸なのもヘルシーといわれる理由でしょう。通常の食生活では、飽和脂肪酸の量が多くなりやすく、食物繊維やミネラルが不足しがちなので、大豆食品を摂ることは、それだけで健康生活につながります。

大豆は、そのまま食べるだけでなく、さまざま

大豆に含まれる必須栄養素

われわれ人間をはじめ、動物は生きていくために体の中でさまざまな栄養素を作り出しています。しかし、その機能をもってしても作り出せない成分があります。これらの必須栄養素を摂取するために最適な食材のひとつが大豆なのです。

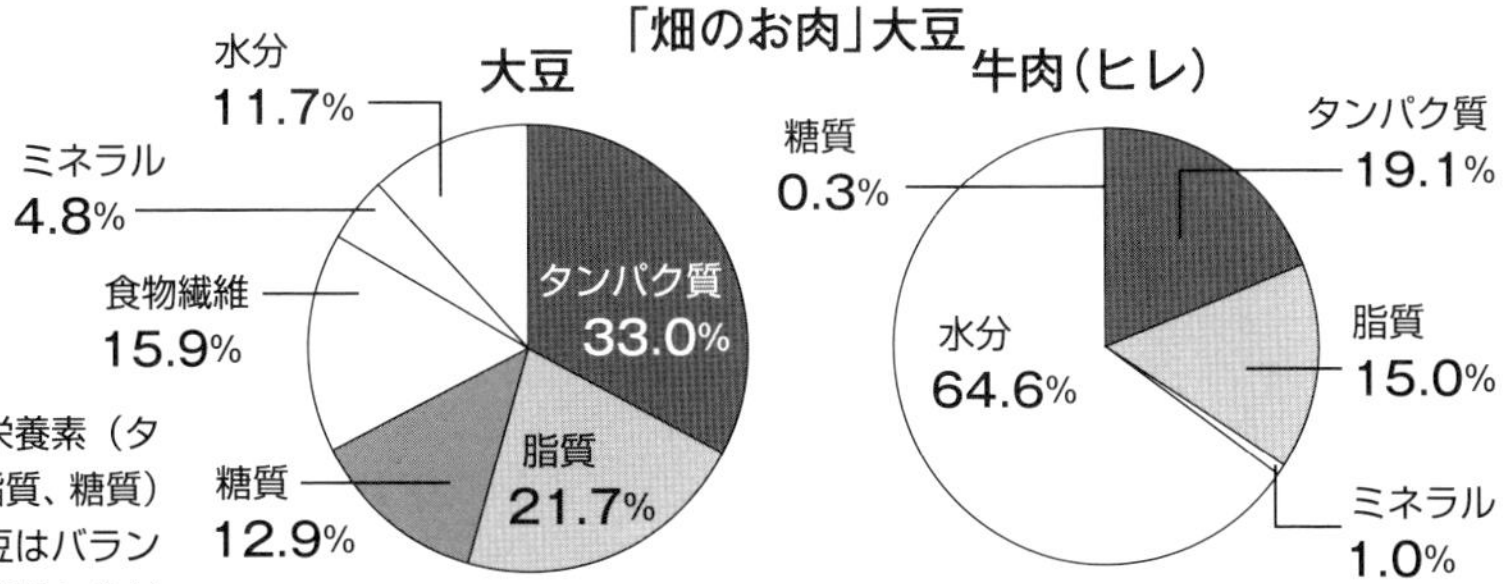

一般な三大栄養素（タンパク質、脂質、糖質）を見ても大豆はバランスのとれた優秀な食材といえます。

七訂増補食品成分2016
米国産大豆（乾物）データより

七訂増補食品成分2016
米国産牛肉（生赤肉）データより

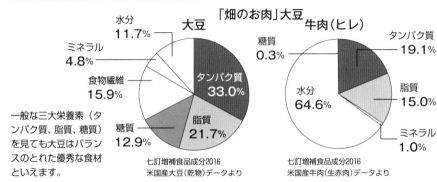

に加工され、調味料や保存食としても活用されています。その大豆の代表ともいえるのが豆腐ではないでしょうか。豆腐を凝固剤で固める前の液体の状態が豆乳です。

飲用の歴史はまだ30年

飛鳥時代に豆腐の作り方とともに、中国から朝鮮半島を経由して日本に入ってきたといわれる豆乳。まだ豆乳という言葉もありませんでした。独特の青臭いようなにおいや味が敬遠され、日本で一般的に飲まれるようになってからは、わずか30年ほどです。１９７０年代に新しい脱臭法が開発され、飲みやすく、そのまま飲んでも美味しい豆乳が作られました。

１９８２～１９８３年に豆乳ブームが起こり、豆乳という名前が広く知られるようになったのも

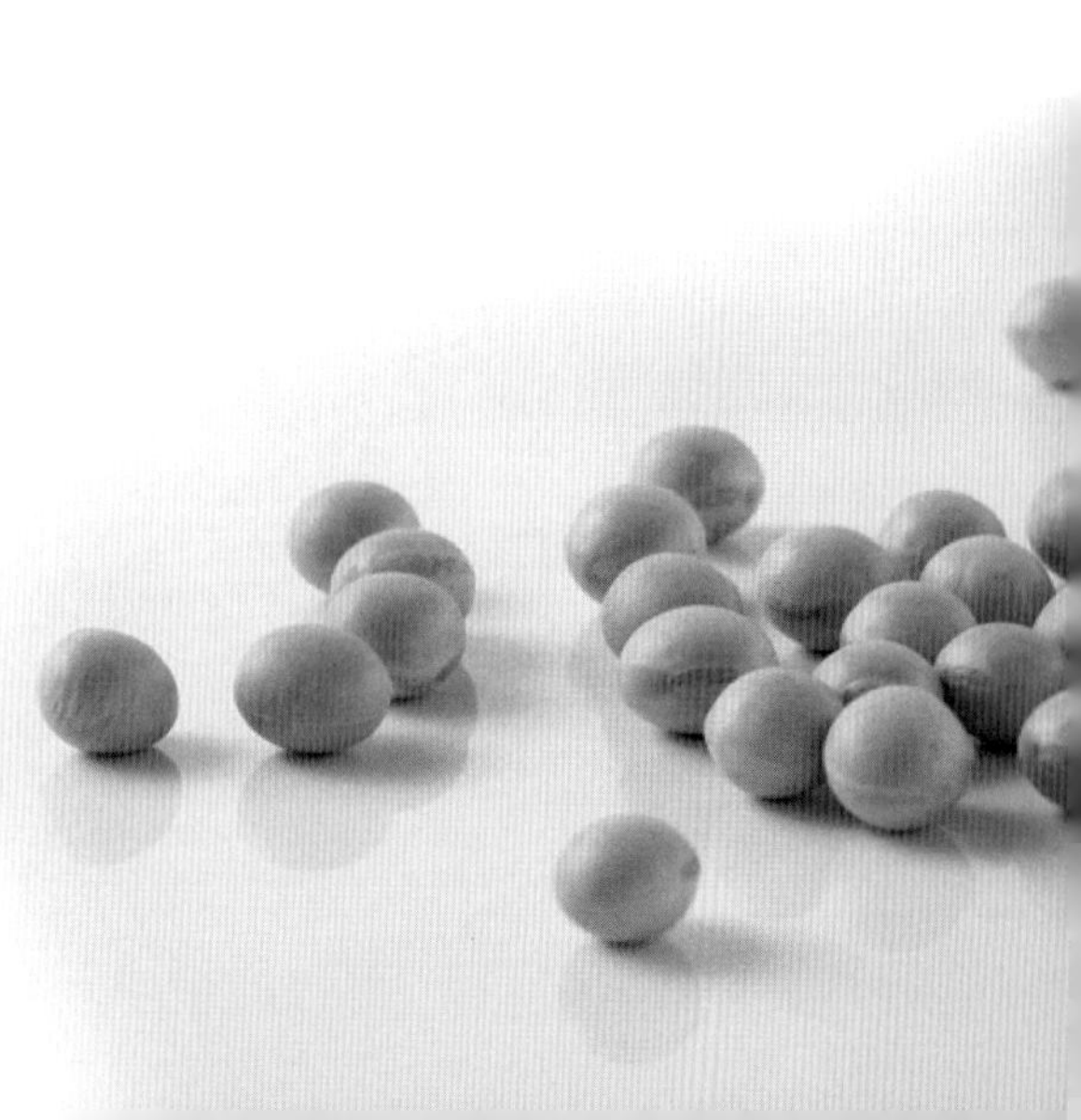

豆乳

このころです。きっかけは野球の名監督としても知られる広岡達朗氏が愛飲しているとメディアに取り上げられたことでした。折からの健康ブームで豆乳人気も一気に高まり、多くの人たちに知られるようになりました。

２０００年から２００５年にかけて、イソフラボン効果が注目されると同時に、さらに研究が進み、豆臭さを抑え、のどごしがよくなり、美味しく飲みやすくなった豆乳は、第２次ブームを巻き起こしました。

それまで豆腐屋さんか一部のスーパーマーケット、健康食品店でしか買えなかった豆乳は、普通のスーパーマーケットやコンビニのドリンクコーナーでも扱うようになり、ますます身近な存在になったのです。フレーバーをつけた豆乳も販売されるようになり、食事のお供やおやつとしても飲

牛乳と豆乳の微量栄養素の比較

	豆乳	牛乳
コレステロール	0	12mg
ナトリウム	2mg	41mg
カリウム	190mg	150mg
カルシウム	15mg	110mg
マグネシウム	25mg	10mg
鉄	1.2mg	0.02mg
葉酸	28μg	5μg

出典／七訂食品成分表2016

まれるようになりました。

女性だけでなく子どもや男性にも好評

豆腐や納豆、きな粉など、さまざまな大豆食品のなかでも、豆乳は消化吸収に優れ、ＧＩ値（食後血糖値の上昇を示す指標）が低いのが特徴です。

また、豆乳に含まれる成分には、現代人にとってうれしい効果がたくさんあります。大豆タンパクには、コレステロールを下げる、血圧を下げて動脈硬化の予防、肥満の改善、イソフラボンには更年期症状への働きかけや、骨粗鬆症の予防、オリゴ糖の便秘解消や美肌効果なども見逃せません。豆乳に含まれるさまざまな成分は、血管系の病気の予防・改善効果やダイエットにおすすめの健康食品といえます。

71ページの表を見てもわかるように牛乳と比較

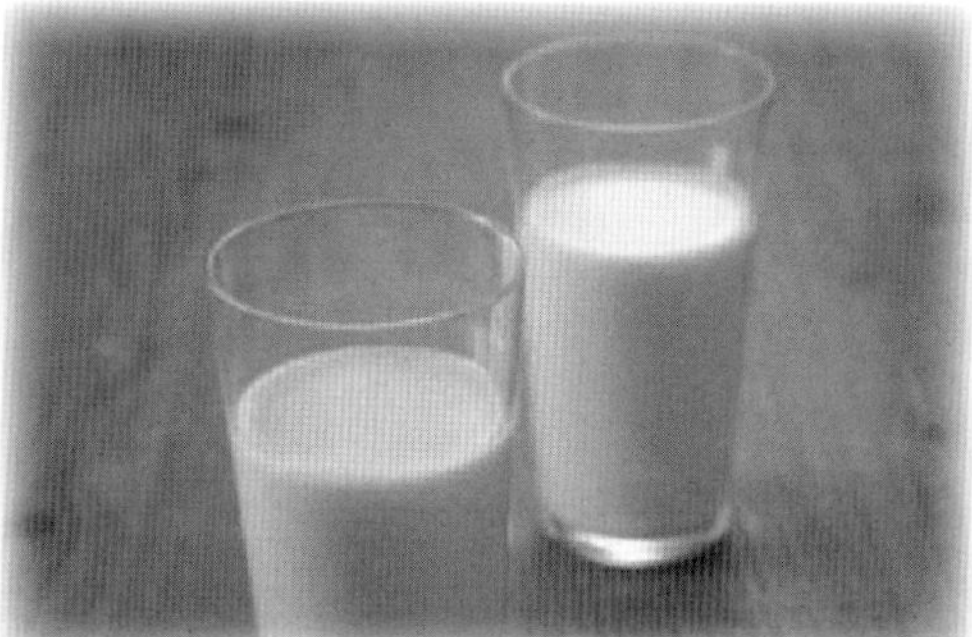

すると、豆乳には微量栄養素が多く含まれます。具体的には、カリウム、マグネシウムや鉄分、葉酸などが多く、コレステロールがゼロなのもメリットです。オレンジジュースやトマトジュース、乳酸菌飲料などと比べてもミネラルのバランスがよいのがわかります（下の表参照）。

イソフラボン、サポニン、レシチンにも、血管系の病気を予防・改善する効果が高いことがわかっています（74・75ページの図参照）。

つまり、豆乳は多くの効果を持つ健康食品であるということです。高血圧や高コレステロール、メタボなど健康が気になる男性、更年期や肌の老化が気になる女性、また牛乳の苦手な子ども、毎日の食事や間食などにどんどん利用したいですね。

ミネラルバランスのよい豆乳

	ナトリウム	カリウム	カルシウム	マグネシウム	リン	鉄	亜鉛	銅	マンガン
調整豆乳	50mg	170mg	31mg	19mg	44mg	1.2mg	0.4mg	0.12mg	0.23mg
オレンジジュース	1mg	180mg	9mg	10mg	20mg	0.1mg	Tr	0.04mg	0.02mg
乳酸菌飲料	18mg	48mg	43mg	5mg	30mg	Tr	0.4mg	Tr	—
トマトジュース（成分無添加）	8mg	260mg	6mg	9mg	18mg	0.3mg	0.1mg	0.06mg	0.05mg

出典／七訂食品成分表2016

ではどのように飲んだらいいのでしょうか。

●そのまま飲む
●飲み物に加える
●料理に使う

といろいろな使用法が楽しめる豆乳。

そのまま飲む場合は、冷たく冷やしても、温めても美味しいので、季節を問わず、楽しめるのがうれしいです。砂糖やはちみつを加えて甘みをつけてもいいですね。

ソイラテやソイティーなどでおなじみのように、飲み物に加えるのも人気です。カフェや喫茶店でも、健康を意識する人たちの間では、カフェラテよりもソイラテを注文する人が多いとか。そのほか、青汁やコラーゲン、野菜ジュースと合わせてもとても美味しくなります。

イソフラボンの力

イソフラボンとは？

●大豆胚芽に含まれるポリフェノールの一種
●エストロゲン(女性ホルモン)に似た作用

＊期待される効果

ホルモンバランスの調整(足りなければ補充、多ければ減少)

エストロゲンの代替ホルモンとしての働き。
骨からカルシウムの流出を防ぐ。

出典：日本豆乳協会

豆乳

料理に使うのは、最近では豆乳をベースにしたスープに、肉や野菜を入れる豆乳鍋がブームになっています。だしと合わせたり、キムチと合わせたり、家庭だけでなく、居酒屋や和食料理店でもメニューに加えているところが増えています。牛乳と同じ感覚で、クリームタイプのスープやソースを作ったり、デザートにも使う料理も増えています。本書で紹介する新調味料「豆乳オリーブオイル」もそのひとつ。料理の素材としていろいろ楽しめます。大豆サポニンの力で、とろりと乳化させることができるのもいいですね。

豆乳は、大豆と水で作った無調整豆乳、飲みやすく塩や砂糖で少し味つけした調製豆乳、調製豆乳に果汁やコーヒーなどで味つけした豆乳飲料に分類できます。1日の量には特に制限はありませんが、1日に200～600㎖を目安にしてください。

レシチンの力

レシチンとは？

- ●大豆の脂質（リン脂質）のひとつ。細胞膜を作る役割がある
- ●細胞の中へ必要な栄養分の吸収、老廃物の排出
- ●水と油を均一に溶かす成分（乳化作用により血液をサラサラに）
- ●レシチン中の成分が脳で神経伝達物質の役割を担う

＊期待される効果

- 悪玉コレステロール値を減少させる
- 血中コレステロール値を低下させる
- 乳化作用で血液の流れをよくする
- 脳細胞の活性化を促し、脳の神経伝達をスムーズにさせる

出典：日本豆乳協会

サポニンの力

サポニンとは？

- ●水と油を均一に溶かす成分（血液中の余分な脂質を洗い流す）
- ●活性酸素を抑える抗酸化作用

＊期待される効果

- 便を柔らかくしてお通じをよくする
- 小腸の脂肪吸収を抑制する
- 血中脂質（コレステロール・中性脂肪）を洗い流す
- 抗酸化作用

出典：日本豆乳協会

オリーブオイル

オリーブオイルはオリーブの実のジュースです。

イタリアンレストランではもちろん、一般の家庭でもすっかりおなじみになったオリーブオイル。サラダオイルやごま油などと並んで、今やオリーブオイルのないキッチンを探すのが難しいほどではないでしょうか。「体にいいオイル」「美味しいオイル」となんとなく思っている人が多いようですが、実際のところ、オリーブオイルについて知らないこともたくさんあります。そこで、オリーブオイルの基礎知識を紹介します。

今回の「豆乳オリーブオイル」では、なぜオリーブオイルが選ばれたのか、それには理由があります。まだまだ知らないオリーブオイルの魅力について探ってみましょう。

オリーブオイルの分類

分類	特徴
エクストラ・ヴァージンオイル	ヴァージンオイルのうち香りが良好で油としての品質がとても高いもの
ファイン・ヴァージンオイル	ヴァージンオイルのうち香りが良好で油としての品質がとても高いもの
オーディナリー・ヴァージンオイル	ヴァージンオイルのうちいくつかの欠点があるとされるもの
ランパンテ・ヴァージンオイル	ヴァージンオイルのうち酸度が高く食用には不向きなもの
精製オリーブオイル	ランパンテ・ヴァージンオイルを精製したもの
オリーブオイル（ピュア・オリーブオイル）	精製オリーブオイルと中程度の品質のヴァージンオイルをブレンドしたもの
精製オリーブ・ポーマスオイル	精製オリーブオイルの搾りかす（ポーマス）を溶剤を使ってさらに精製したもの
オリーブ・ポーマスオイル	精製オリーブ・ポーマスオイルにヴァージンオイルをブレンドしたもの

オリーブの実そのものを油に

　ほとんどの食用油は、植物の種子から作られていますが、種子から搾っただけではオイルにならないので、溶剤を使って精製するという化学的な処理を加えています。でも、オリーブオイルの場合は、オリーブの実を搾って作ります。オリーブオイルが「オリーブのジュース」といわれるのはこのため。特に、エクストラ・ヴァージンオリーブオイルは、オリーブの実を搾り、油分と水分を分離させただけという、いたってシンプルな製法から生まれます。

　オリーブの実の豊富な栄養成分がそのまま入っているのがオリーブオイルです。ビタミンやミネラルなど２００種類以上もの微量栄養分を含む、豊かな香りと味が楽しめる油というよりも、植物

オリーブオイル脂肪酸組成（100g）

パルミチン酸	10.4g
ステアリン酸	3.1g
オレイン酸	77.3g
パルミトレイン酸	0.7g
リノール酸	7.0g
α-リノレン酸	～0.6g

七訂食品成分表2016より

植物油別・オレイン酸の比較

総脂肪酸100g当たりの数値

オリーブオイル	77.3%
大豆油	23.5%
菜種油	62.7%
米ぬか油	42.6%
ごま油	39.8%

七訂食品成分表2016より

の恵みそのものがオリーブオイルなのです。フレッシュなオリーブオイルをそのまま食べたり、飲んだりしても美味しいのは、まさにジュースだからなのでしょう。

酸化しにくいオレイン酸が主成分

オリーブオイルに含まれる脂肪酸の60～70パーセントがオレイン酸です。オレイン酸は、常温では液体状を保つ、不飽和脂肪酸のなかでも、酸化しにくいのが特徴の一価不飽和脂肪酸です。

オレイン酸には、体に有効なさまざまな特徴があります。もっとも注目されているのが、悪玉コレステロールを減少する作用です。血管を健康に保ち、高血圧や心筋梗塞、脳梗塞、冠動脈瘤などの血管系の病気の予防や改善に役立つのです。オリーブオイルの摂取量の多い地中海地方の人に心臓疾患が少ないのは、オリーブオイルの効能ではないかといわれています。

一時、コレステロール値を下げるヘルシーオイルとして、リノール酸に注目が集まったことがありますが、現在では、リノール酸の摂りすぎは、アレルギーや大腸ガンなどの原因となる可能性が心配されています。

また、体にいいと話題のn－3系（オメガ3系）の油が熱に弱く、熱を使った調理に向かないのに対して、熱に強く、加熱調理に向くのもオリーブオイルの特徴です。そのため、ビタミンEやビタミンA、ポリフェノールなどの栄養分が損なわれないのも魅力のひとつ。

メリットがいっぱいのオリーブオイル、これまで以上に毎日の食事にどんどん取り入れたいですね。

オリーブオイルにはどんな種類があるの？

76ページの表を見るとわかるように、オリーブオイルは酸度の違いで7つに分類されます。酸度とは何でしょうか？ 油は構造上、グリセリンと脂肪酸が結びついた状態なのですが、脂肪酸の一部がグリセリンと結合せず、遊離した状態になっています。何パーセントの脂肪酸が遊離脂肪酸となっているかを示す数値を酸度といいます。酸度が低いほど、安定化したオイルといえます。

いちばん酸度が低いのがエクストラ・ヴァージンオリーブオイルです。オリーブの実を搾り、油分と水分を分離させるだけで作られるエクストラ・ヴァージンオリーブオイルは、オリーブの実の栄養がそのまま詰まっているだけでなく、風

オリーブオイル

味や香りもよく、安定したオイルといえます。

購入するときは、ボトルにエクストラ・ヴァージンオリーブオイルと書いてあるものを選ぶといいですね。海外などでおみやげに買うときも、これをひとつの目安にするといいでしょう。

オリーブオイルのボトルには、分類の表示（エクストラ・ヴァージンオリーブオイルなど）、生産者や所在地、収穫年度、賞味期限などが記載されていますから、チェックして購入したいものです。本当は味見をして、味や香りが好みに合うものを選ぶのがいいのですが、なかなかそうもいきませんね。最近では、オリーブソムリエのような専門家のいる専門店もあり、テイスティングできるところも増えています。一度、そんなお店で相談しながら選んでみるのも楽しいもの。

オリーブオイルは、そのまま食べて香りや風味を楽しんだり、焼いたり、炒めたり、揚げたりと調理に利用したり、スープにひとさじ加えてコクを出したり、きのこなどの野菜や、肉や魚を漬けて保存食にしたり、といろいろと応用の効くオイル。それぞれの食べ方に合わせて、使い分けるのもいいですね。

「豆乳オリーブオイル」は、オイルそのものの味を楽しむというよりも、豆乳とすし酢を合わせることで、万能調味料として考案されたものです。オイルと豆乳のヘルシーさを生かした新感覚のソースとして食べてください。

第四章

1ヶ月

さあ、始めよう！毎日食べれば体が変わる豆乳オリーブオイルレシピ

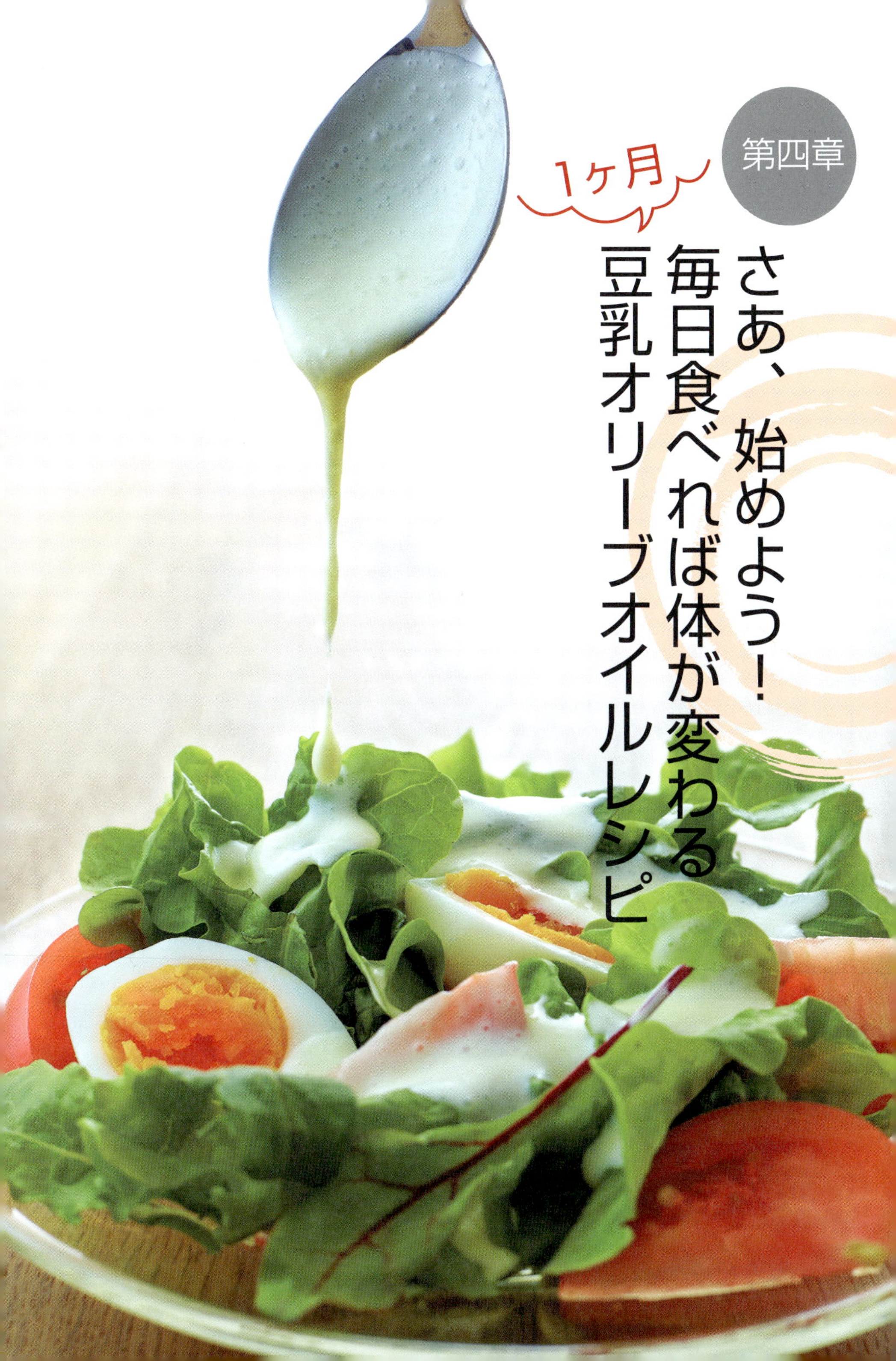

基本のソースさえあれば、混ぜるだけ、かけるだけ、炒めるだけ！手間いらずでヘルシーメニューが完成。

血管力を高めて、元気にキレイに若々しくなる、豆乳オリーブオイルの魅力について紹介してきました。いよいよ実践編です。

食事で体を変えていきたいと思っても、一朝一夕では変えることはできません。大切なのは、続けること！　基本の豆乳オリーブオイルさえ作っておけば、かけたり、混ぜたり、炒めたりと調理するだけで、毎日のメニューに使えるのが豆乳オリーブオイルの最大の魅力です。そこで、メインからサイド、デザートやお弁当のおかずまで、30レシピを考案しました。誰にでも簡単に作れて、しかも美味しくておしゃれなメニューばかりです。

１日１メニューを食べるのもいいし、気に入ったものを毎日食べてもＯＫ！　自分なりに豆乳オリーブオイルを使ったメニューを30日間続けて食べてみてください。きっと、体が変わってくるのを実感できますよ。

レシピ1

だし巻き卵

豆乳効果で味もまろやかになり、
ふっくら仕上ります。
卵の味を活かした薄味です。

【材料】（2人分）

卵……………………………2個
豆乳オリーブオイル… 大さじ2
オリーブオイル………………少量
だししょうゆ（市販）…………適量
ラディッシュ…………………2個

【作り方】

1 卵をとき、豆乳オリーブオイルを混ぜる。
2 フライパンにオリーブオイルを熱し①を数回に分けて流し入れ、だし巻き卵を作る。
3 器に盛り、だししょうゆとラディッシュを添える。

●フッソ樹脂加工または、セラミックのフライパンを使用してください。

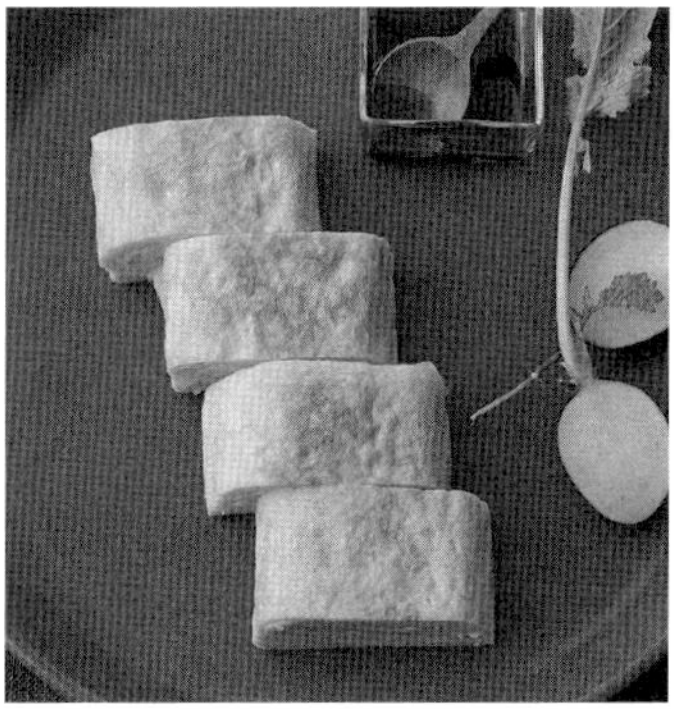

豆乳オリーブオイルレシピ No.1

ふんわりふわふわ、ほんのりしょうゆ味。
お弁当のおかずや酒の肴にもぴったり！

だし巻き卵

混ぜるだけ

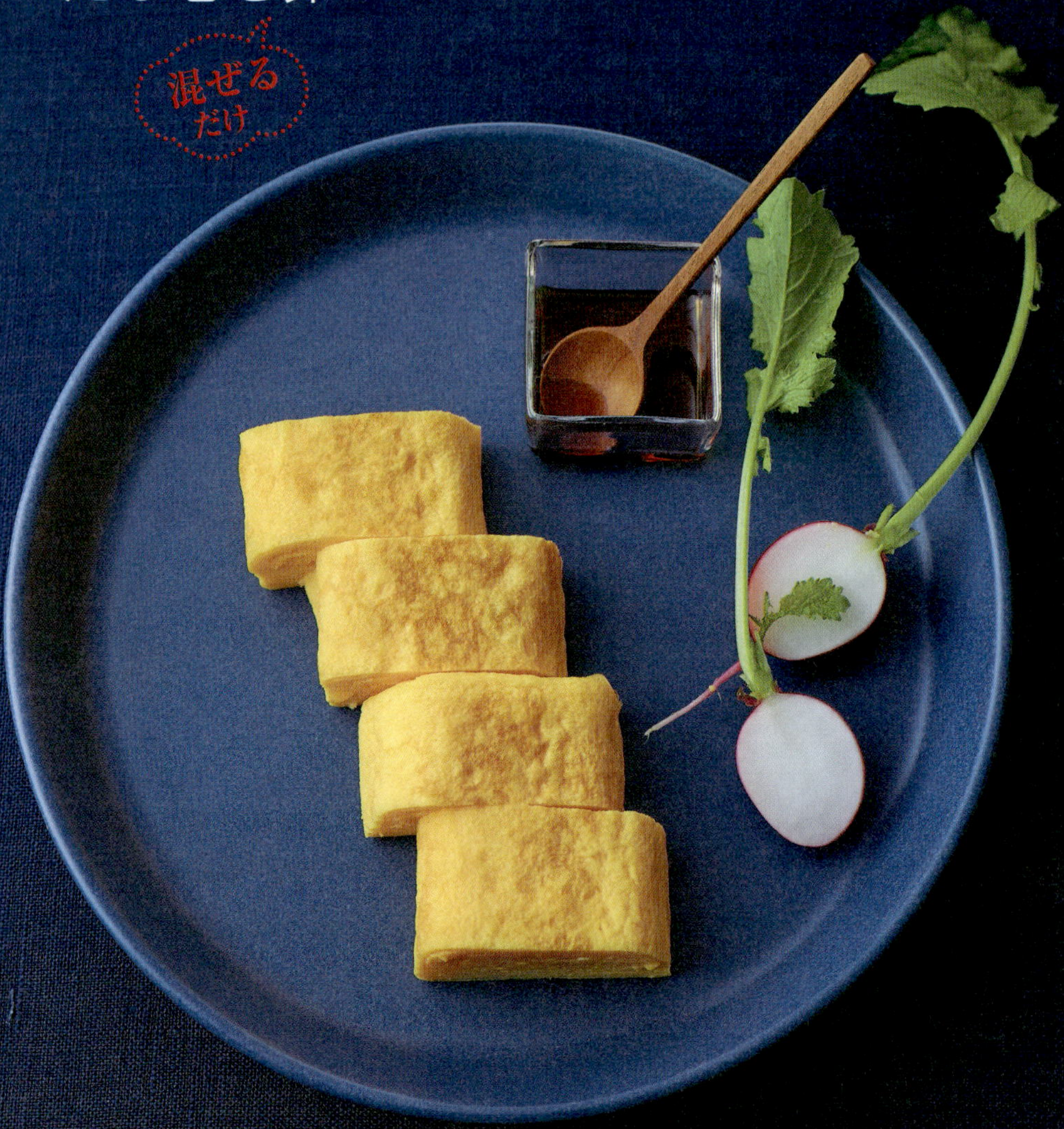

※この料理の作り方は83ページです。

豆乳オリーブオイルレシピ No.2

毎日の味噌汁にコクと旨みをプラス。
具材を変えてバリエーションを楽しんで。

みそ汁

混ぜるだけ

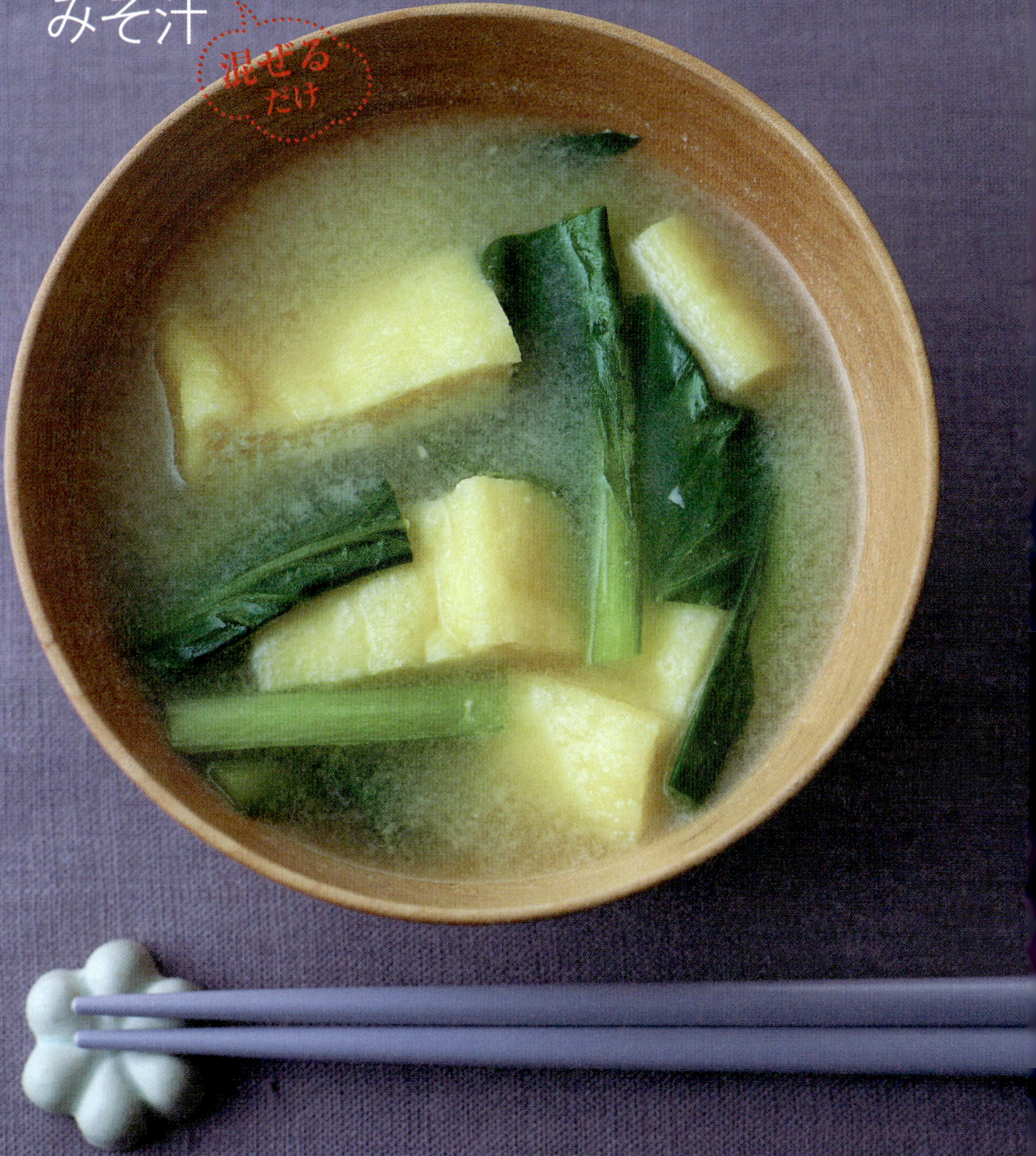

※この料理の作り方は86ページです。

レシピ２

小松菜と油揚げの味噌汁

豆乳オリーブオイルを加えるから
味噌はいつもの半量でOK。
あらかじめ味噌と合わせておくのがコツ。

【材料】（２人分）

水……………………………300ml
鶏ガラスープの素……　小さじ1
小松菜…40g（長さ3cmのざく切り）
油揚げ…………½枚（3cm幅に切る）
A 味噌……………………大さじ1
　豆乳オリーブオイル…大さじ1

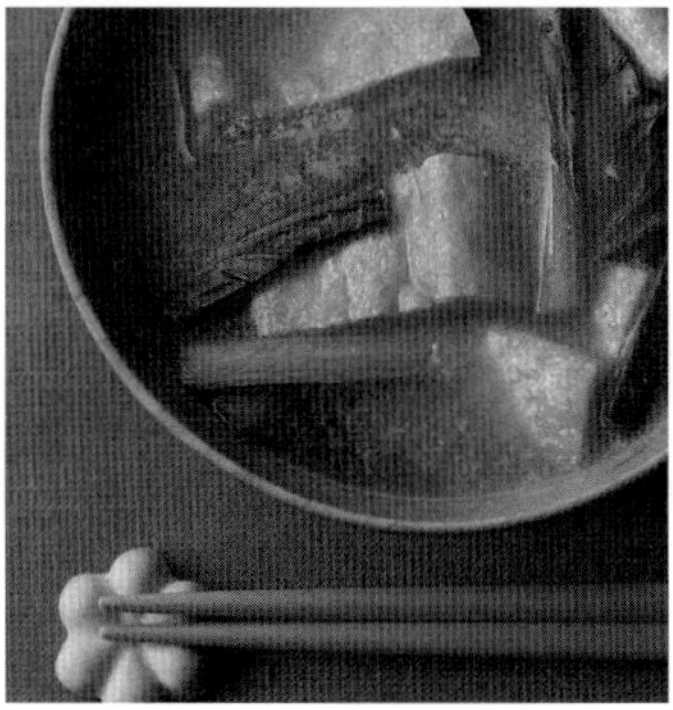

【作り方】

1 鍋に分量の水を沸かし、鶏ガラスープの素を加える。
2 ①に小松菜と油揚げを加えひと煮立ちする。
3 ②に合わせておいたＡを加え、器に盛る。

MEMO

ほかにどんな具がおすすめですか？

豆乳オリーブオイル味噌汁は、どんな具とも相性がよいので、野菜や貝類などと合わせて毎日の食卓の変化を楽しみましょう。特におすすめは、アサリ、シジミなどの貝類、さつまいも、じゃがいもなどのいも類、豆腐やわかめなど。野菜はほうれん草、かぶ、長ねぎ、玉ねぎ、絹さやなど、何でも合いますので旬を上手に取り入れることでより栄養価も高まります。

レシピ 3

グリーンピース入りキーマカレー

豆乳オリーブオイル入りだから炒め油は不要で
カロリー減！　マイルドなのに深みのある辛さが
やみつきに。好みで食べるときにかけても美味しい。

【材料】（2人分）

A
- 玉ねぎ………½個（みじん切り）
- 赤唐辛子………1本（種を除く）
- ローリエ……………………1枚
- 豆乳オリーブオイル…大さじ3

- 豚ひき肉…………………150g
- カレー粉………………大さじ1

鶏ガラスープの素……小さじ1強
こしょう………………………少々
グリーンピース（冷凍）……… 50g
ご飯…………………………350g
パセリ…………½枝（みじん切り）

【作り方】

1 耐熱容器にAを合わせてラップをし電子レンジ（600W）で5分加熱する。そのまま5分おく。
2 フライパンに①とカレー粉を混ぜておいたひき肉をほぐしながら炒める。鶏ガラスープの素とこしょうで味を調え、グリーンピースを加える。
3 パセリを混ぜたご飯を盛り、②をかける。豆乳オリーブオイル（分量外）を添え、かけながらいただく。

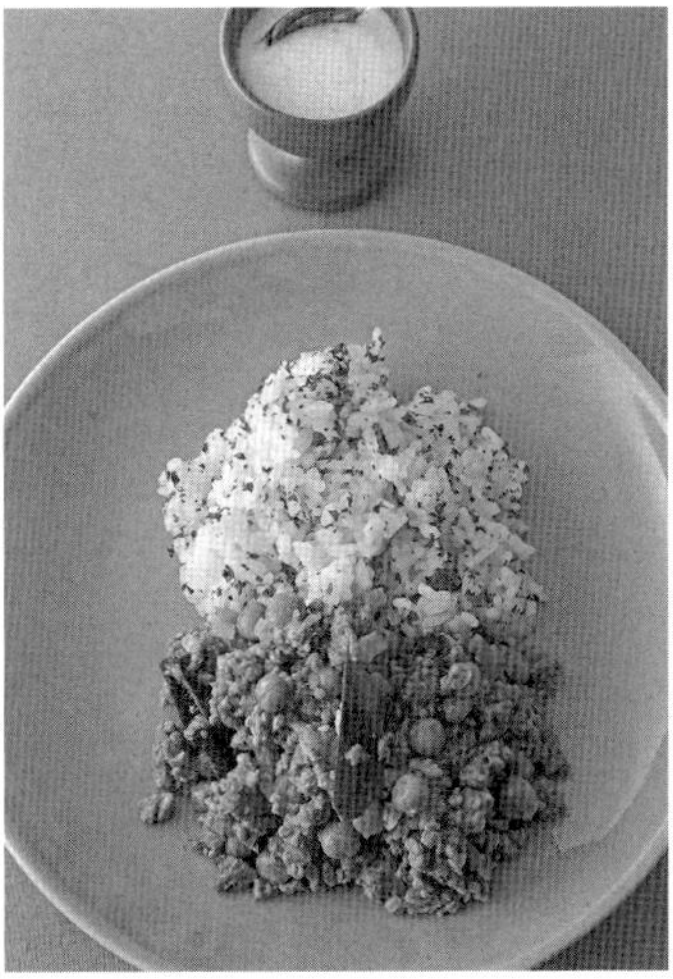

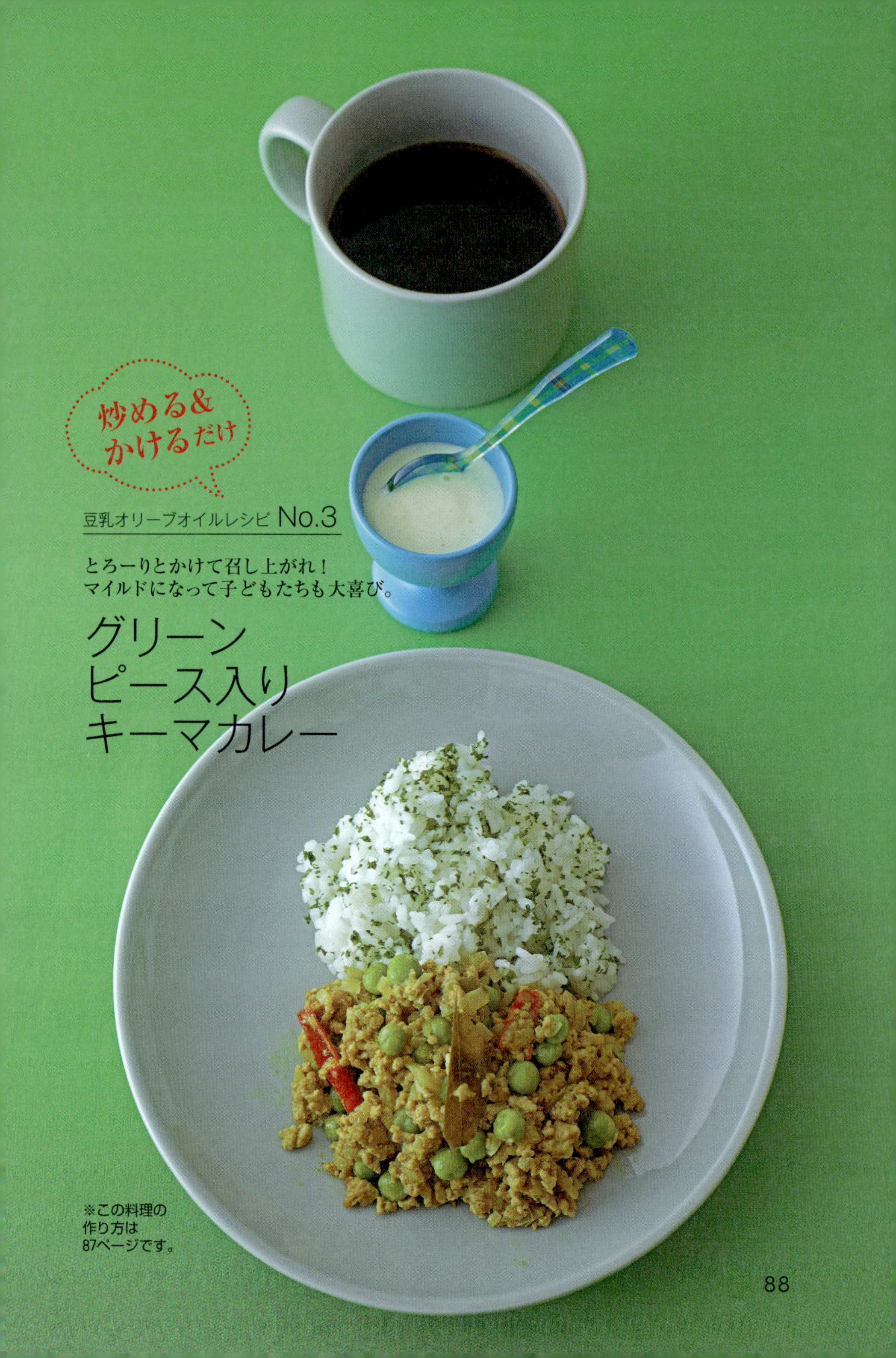

炒める&
かけるだけ

豆乳オリーブオイルレシピ No.3

とろーりとかけて召し上がれ！
マイルドになって子どもたちも大喜び。

グリーンピース入りキーマカレー

※この料理の
作り方は
87ページです。

豆乳オリーブオイルレシピ No.4

ヘルシーな赤身のマグロが
まるでトロのような味わいに変身！

マグロのカルパッチョ

かける
だけ

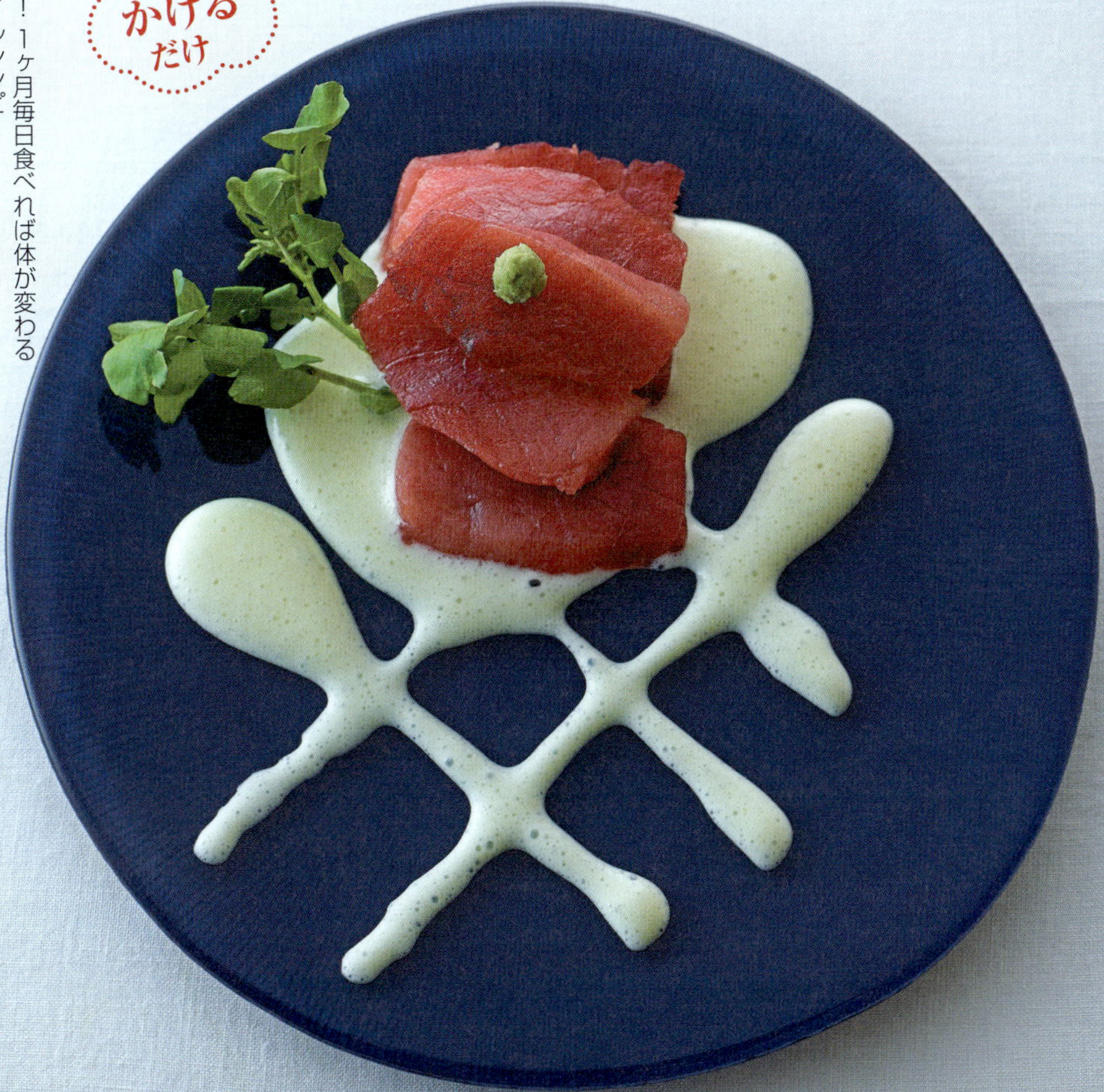

※この料理の作り方は90ページです。

レシピ４

マグロのカルパッチョ

赤身なのでさっぱり低カロリーがうれしい。
赤×白のコントラストもおしゃれで
おもてなし料理にもぴったり。

【材料】（２人分）
マグロの刺身 ……………… 150ｇ
わさび…………………………少量
クレソン……………………… ２枝
豆乳オリーブオイル…大さじ３～

【作り方】
お皿に豆乳オリーブオイルを敷き、マグロを盛りわさびを添え、クレソンを飾る。

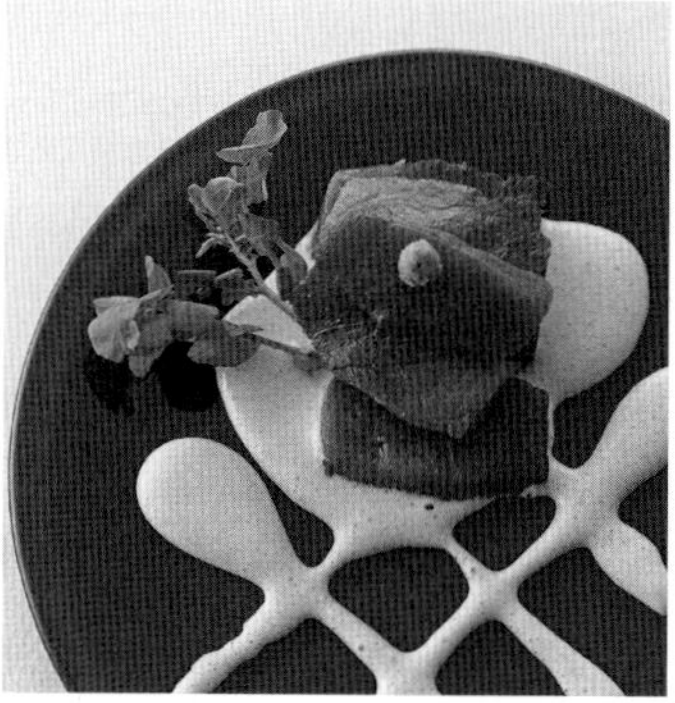

MEMO

いろいろな刺身にかけてみましょう！

豆乳オリーブオイルを使ったカルパッチョはマグロだけでなく、いろいろな刺身で応用できます。脂の少ないさっぱりした鯛や平目、カレイなどとは特に好相性。好みの魚介類に合わせてバリエーションを。

レシピ 5

ビーンズサラダ

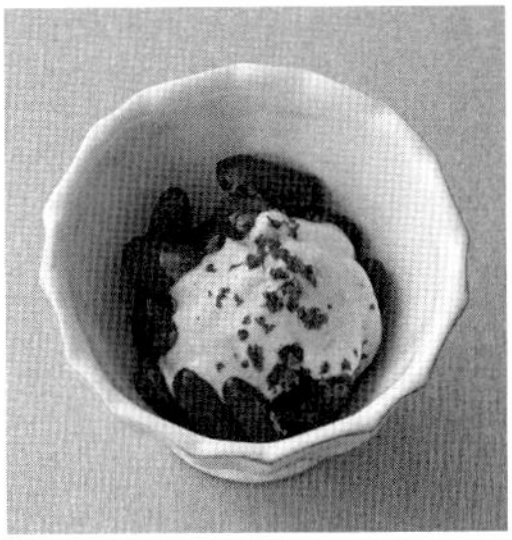

栄養満点の豆料理。調理が面倒と思いがちだけど
これなら簡単。しっとりなめらかな食感で
いくらでも食べられそうです。

【材料】(２人分)
金時豆の水煮（キドニービーンズ）
……………………………………50g
豆乳オリーブオイル…大さじ３～
パセリ…………少量（みじん切り）

【作り方】
器にキドニービーンズを盛り、豆乳オリーブオイルをかけパセリをふる。

レシピ 6

タラコクリームパスタ

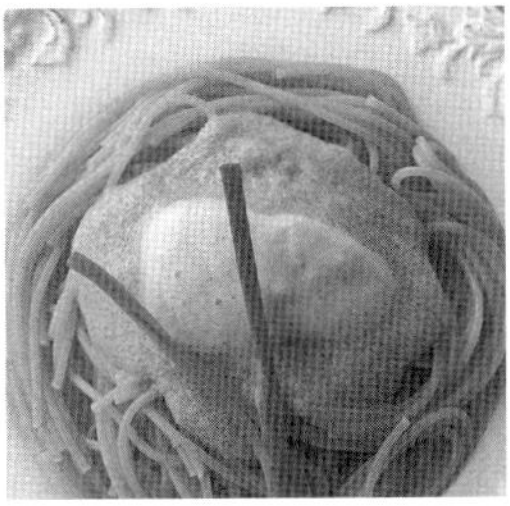

バターや生クリームを使うクリームパスタは
高脂肪、高カロリーになりがち。でも、
豆乳オリーブオイルならたくさん食べても安心。

【材料】(２人分)
たらこ………………大１腹(50g)
レモン汁…………………小さじ1
豆乳オリーブオイル
………………………大さじ３～
バミセリ ……………………100g
細ねぎ…………………………適宜

【作り方】
1 たらこはスプーンでほぐし、レモン汁をかけ、豆乳オリーブオイルを混ぜる。
2 バミセリは表示通り熱湯でゆでて器に盛る。
3 ②に①をかけ、豆乳オリーブオイル（分量外）をかけてねぎを添える。

豆乳オリーブオイルレシピ No.5

水煮の豆にふわりとかけるだけ！
あと一品というときのお助けメニュー。

ビーンズ サラダ

かける だけ

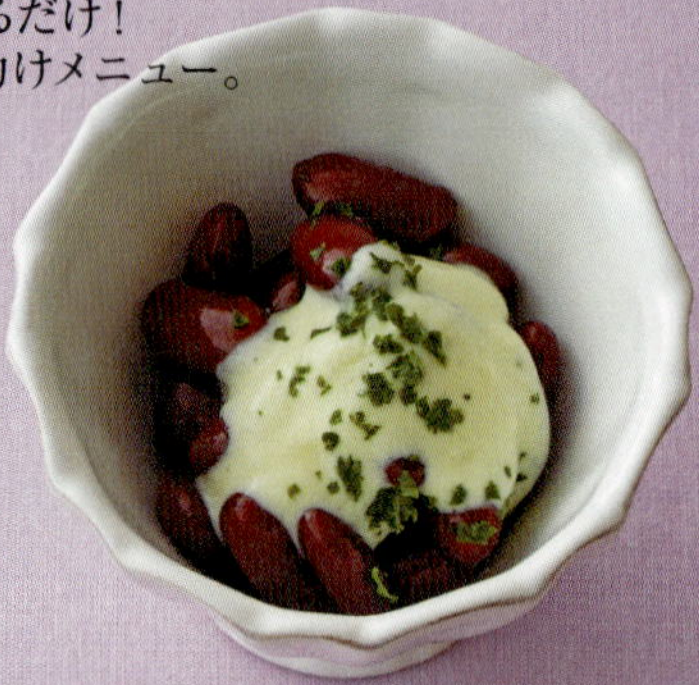

混ぜる だけ

豆乳オリーブオイルレシピ No.6

みんな大好きタラコのパスタ。
バターを使わないから軽くてヘルシー。

タラコクリーム パスタ

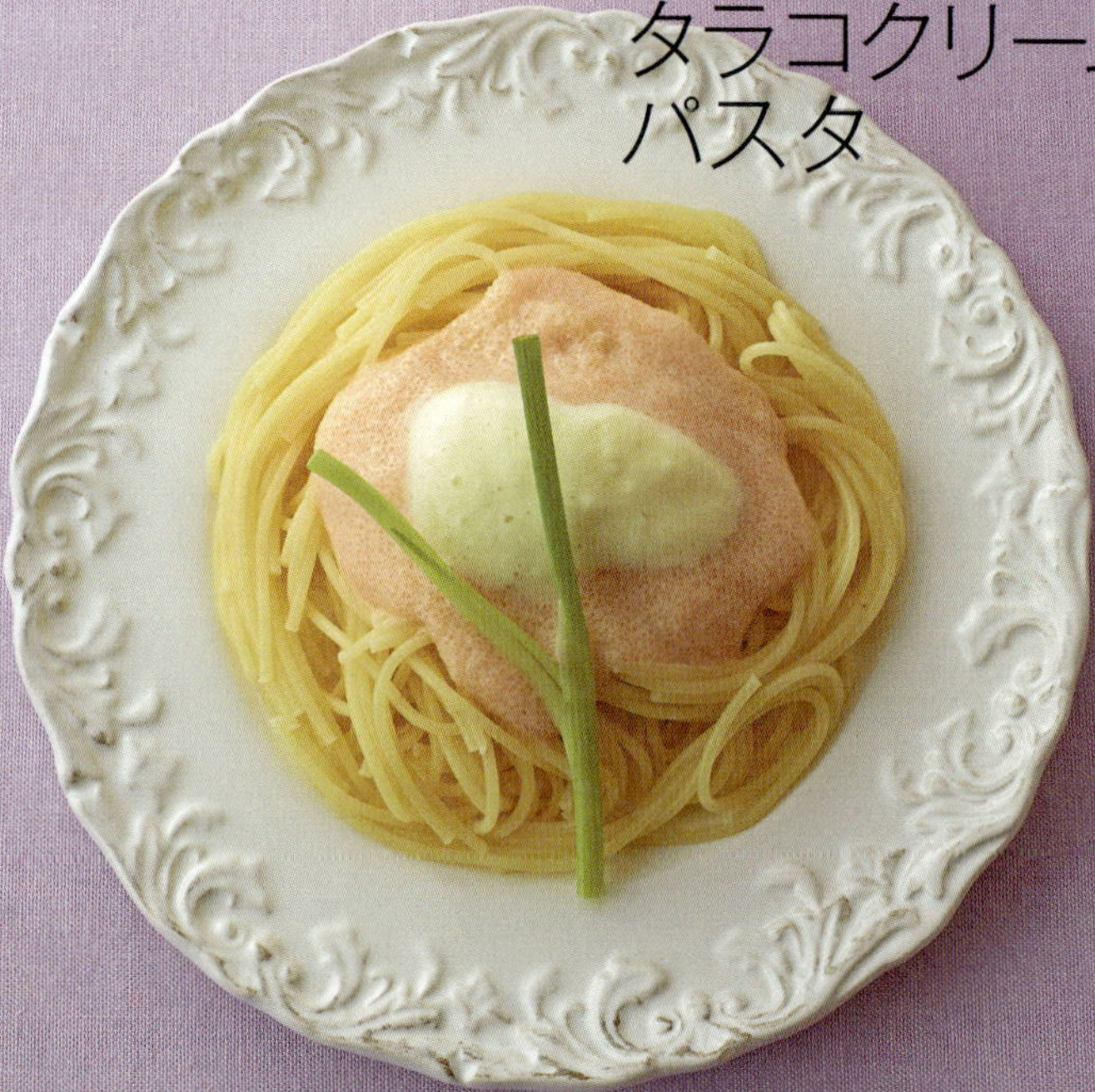

※この料理の作り方は91ページです。

豆乳オリーブオイルレシピ No.7

いつもより1個多く食べられる？
生クリームなしのクリームコロッケ。

混ぜるだけ

とうもろこしの豆乳クリームコロッケ

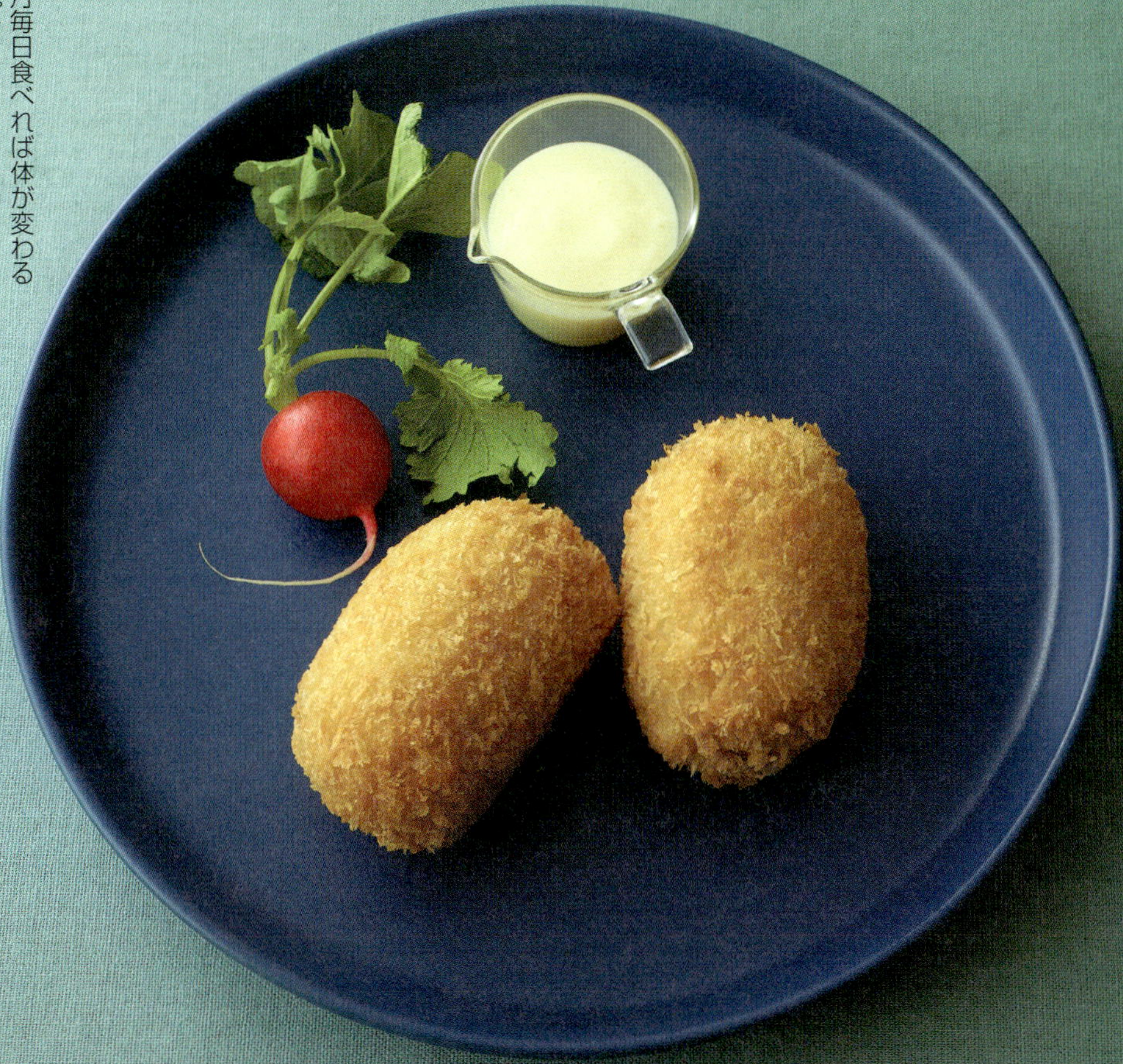

※この料理の作り方は94ページです。

レシピ 7

とうもろこしの豆乳クリームコロッケ

カロリーが高いからと敬遠しがちなクリームコロッケも
豆乳オリーブオイルを使ってカロリー減。
生クリームに負けない美味しさは感動モノです。

【材料】(2人分)

A
- じゃがいも…………………2個
  (2㎝角に切り電子レンジで5分加熱)
- おろしにんにく………小さじ⅕
- 豆乳オリーブオイル
  ………………………大さじ5～
  ※じゃがいもの水分により加減
- とうもろこし(缶)…………70g
- 白こしょう…………………少々
- パセリ………⅓枝(みじん切り)

B
- 小麦…………………………50g
- 牛乳…………………………50ml

- パン粉………………………適量
- サラダ油……………………適量

●お好みでラディッシュを添えてください。
●ソース代わりに豆乳オリーブオイルをかけても美味しいです。

【作り方】

1 じゃがいもはつぶし、熱いうちににんにくを混ぜ、豆乳オリーブオイルを少しずつ混ぜ、残りのAの材料をすべて合わせておく。
2 ①を4等分にして丸め、冷凍庫で冷やす。
3 ②にうっすら小麦粉(分量外)をまぶし、どろっとするくらいの濃度に溶いて合わせておいたBをからめてパン粉をまぶし、170度に熱した油で揚げる。

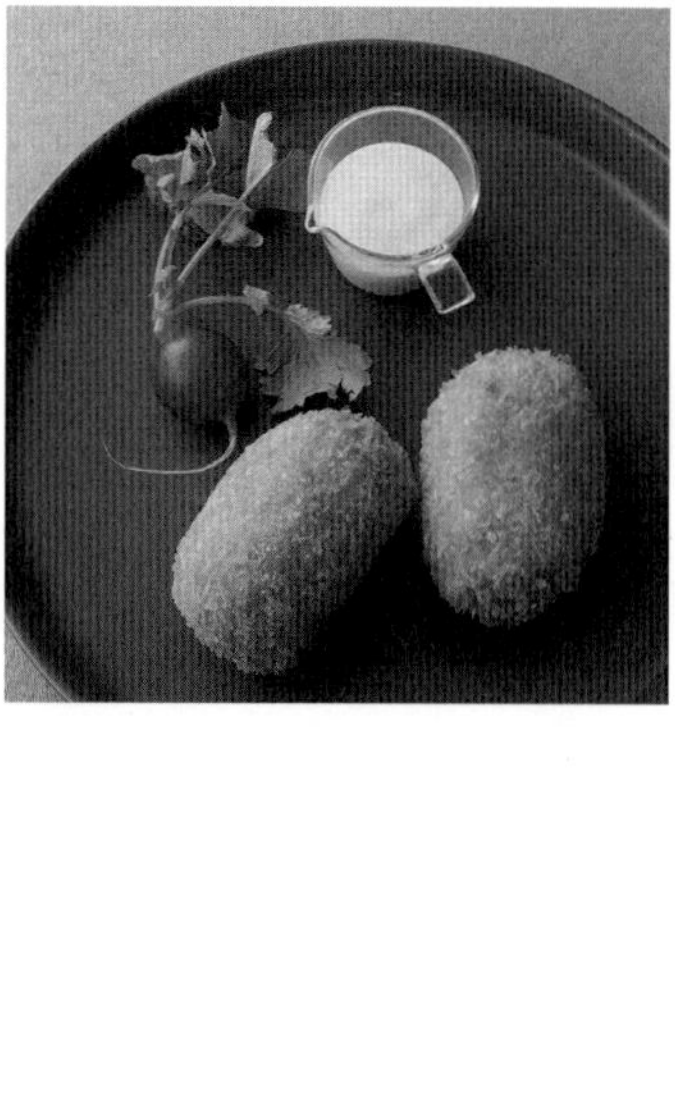

レシピ8

エビの豆乳オリーブ炒め

炒め油の代わりに豆乳オリーブオイルを使って
カロリーを抑えます。しょうがの香味を
プラスして味にアクセントをつけて大人向きに。

【材料】（2人分）
豆乳オリーブオイル……大さじ3
しょうが……大1片（みじん切り）
エビ…………………12尾（120g）
A 塩・こしょう……………各少々
A 片栗粉…………………小さじ2
貝割れ菜………………………適量

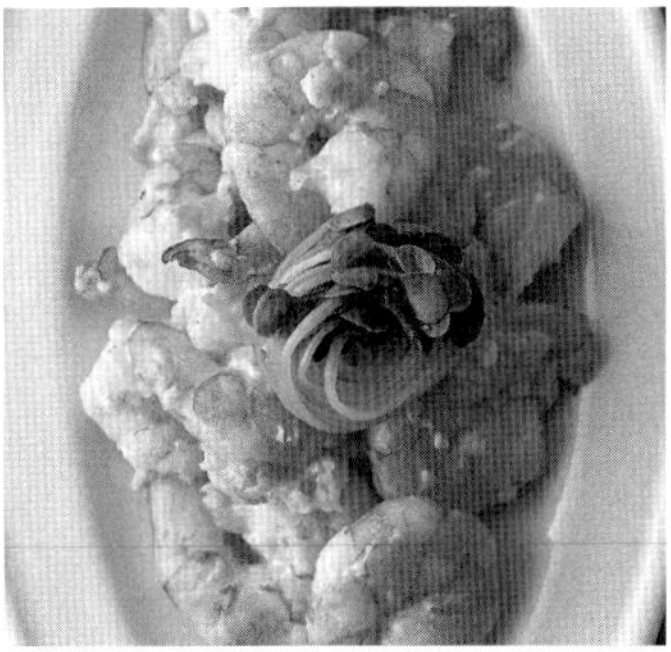

【作り方】
1 エビは背ワタと殻を除き、表面の水分をふき取りAをからめておく。
2 フライパンに豆乳オリーブオイルとしょうがを合わせて中火にかけ、ふつふつしてきたら①を加え表面を焼くようにして炒める。
3 器に盛り、ゆでた貝割れ菜を添える。

MEMO

炒めるときは中火でじっくり！

豆乳オリーブオイルを炒め油に使うことは、減脂につながるとともに、味に深みが生まれます。炒めるときは、強火にすると豆乳が焦げやすくなるので、弱火から中火でじっくりと炒めるのがコツです。

豆乳オリーブオイルレシピ No.8

しょうがの香りが効いた
ぷりぷりエビの炒め物。

エビの豆乳オリーブ炒め

炒めるだけ

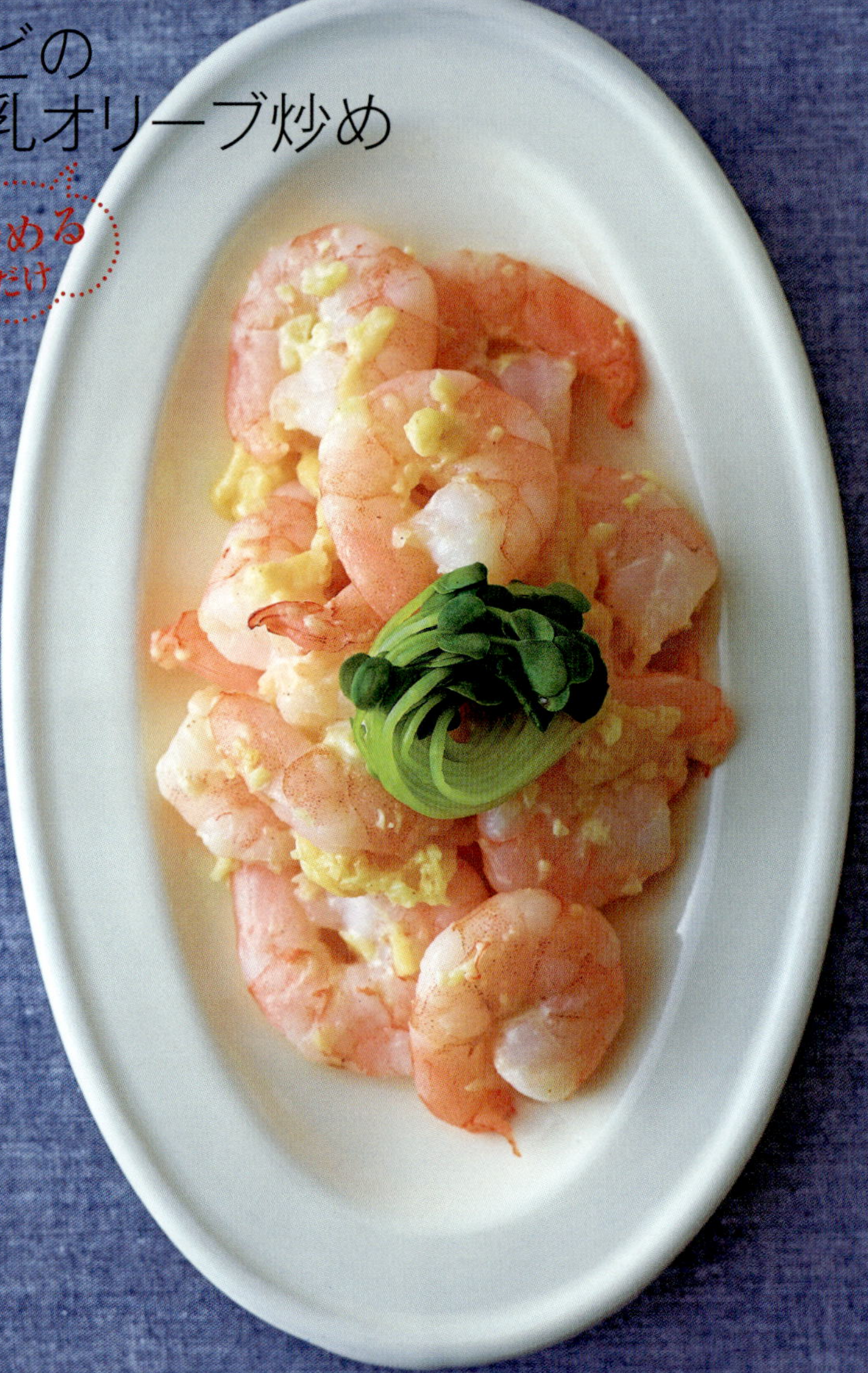

※この料理の作り方は95ページです。

混ぜる＆かけるだけ

豆乳オリーブオイルレシピ No.9

さっぱり味ソースで、野菜が
いくらでも食べられるのが魅力！

レモン風味の バーニャカウダ

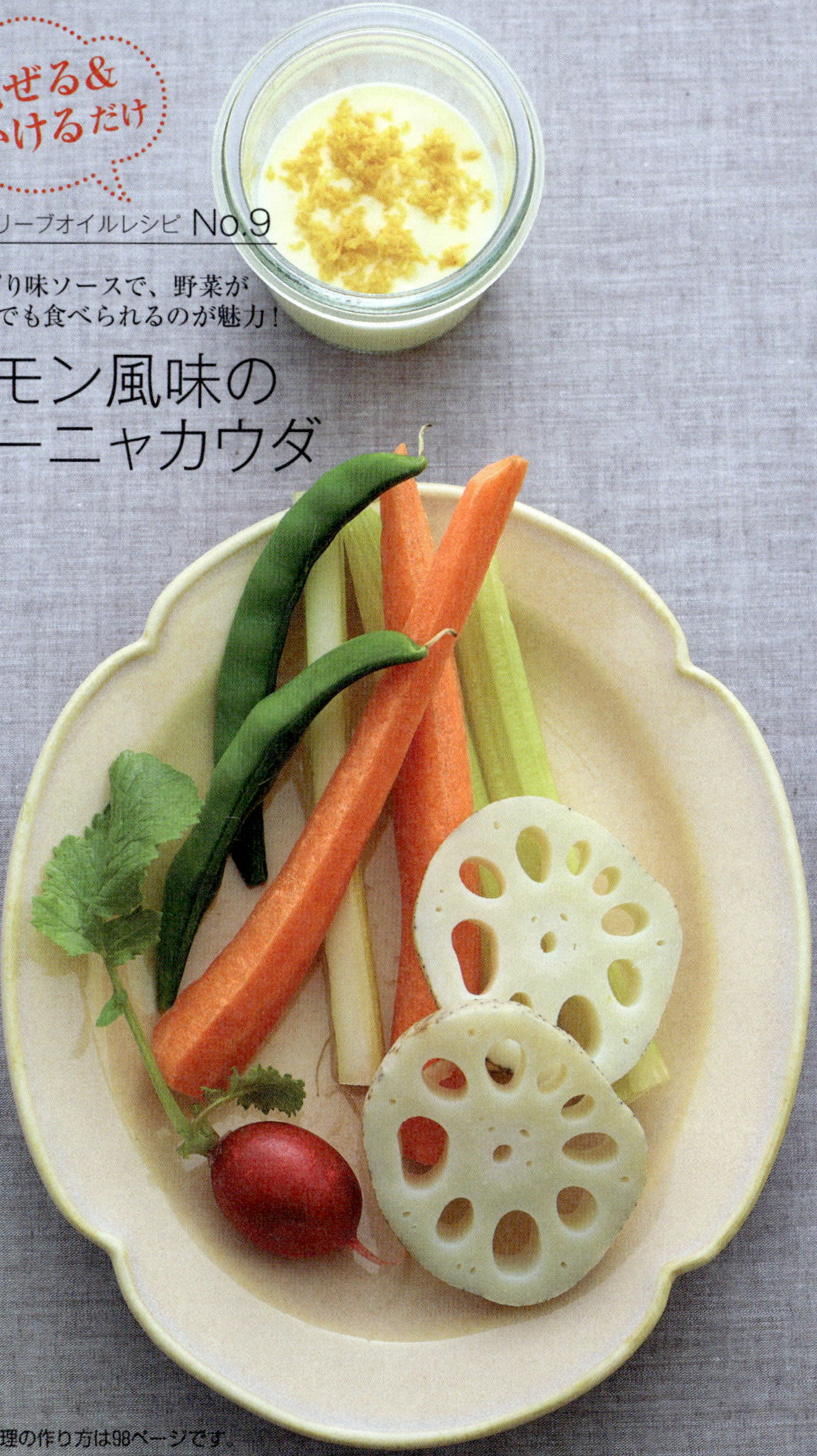

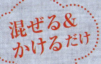

※この料理の作り方は98ページです。

レモン風味のバーニャカウダ

野菜がたっぷり食べられると人気のバーニャカウダ。
ソースが意外と高カロリーなので、レモンの皮を混ぜた
豆乳オリーブオイルにチェンジ。

【材料】（2人分）

にんじん……………………⅓本
（スティック状に切る）
ラディッシュ… 2個（半分に切る）
セロリ………¼本（1㎝角の棒状）
さやいんげん……………… 4本
（さっとゆでておく）
れんこん…………………… 4㎝
（輪切りにし電子レンジで1分加熱する）

A
- 豆乳オリーブオイル …… 50ml
- レモンの皮 ……………⅓個分
（白いところが入らないように皮の部分をすりおろす）

●野菜はお好みのものでOK。さつまいも、じゃがいももおすすめです。
●すりおろしたにんにくを豆乳オリーブオイルに少量加えても美味しいです。

【作り方】

1 Aを耐熱容器に合わせて、電子レンジ(600W)で1分加熱する。
2 お皿に野菜を盛り合わせる。

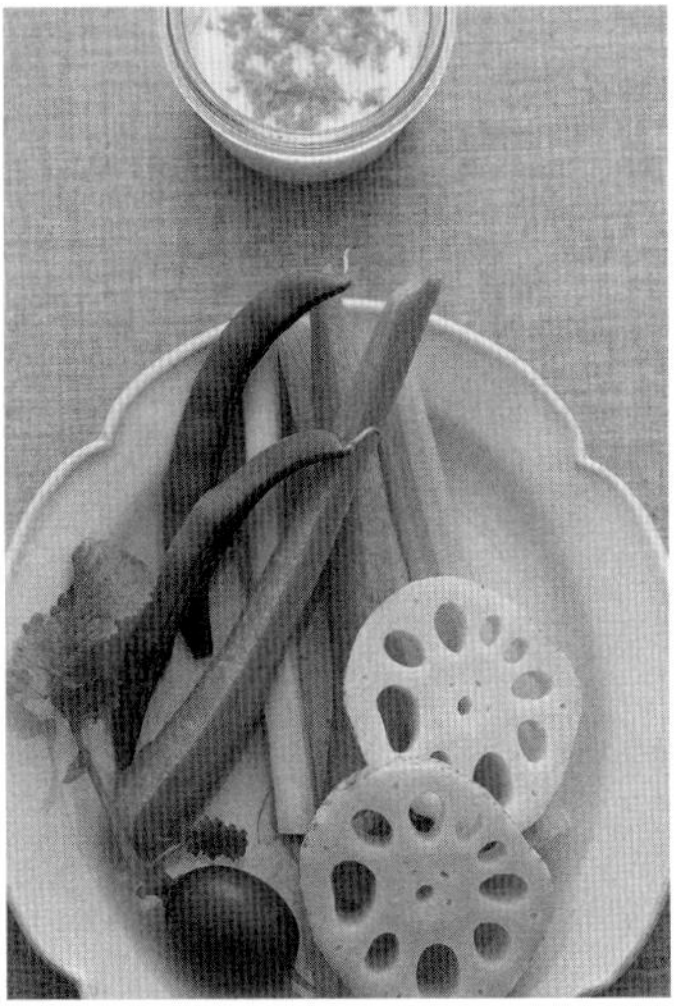

レシピ 10

そぼろ味噌

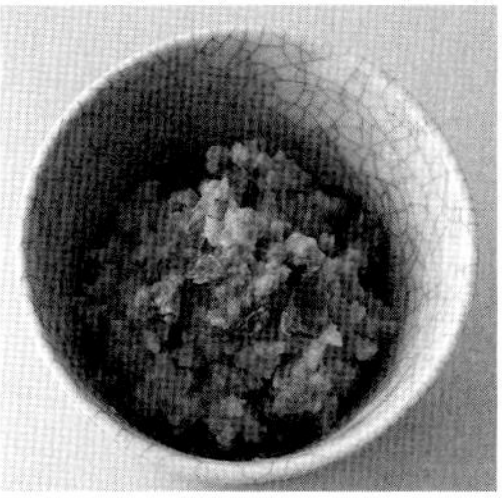

塩分過多になりがちなそぼろ味噌。味噌を減らして
豆乳オリーブオイルを加えることで美味しく減塩！
おにぎりの具にも、ご飯にのせて温泉卵をからめても。

【材料】（2人分）
豚ひき肉……………………150g
玉ねぎ……………………¼個
（細かいみじん切り）
しょうが………1片（みじん切り）
豆乳オリーブオイル……大さじ3
A 「豆乳オリーブオイル…大さじ1
　 味噌 …………………大さじ1」
青じそ …………5枚（手でちぎる）

【作り方】
1 フライパンにしょうが、玉ねぎ、豆乳オリーブオイルを合わせ、中火よりやや弱火で5分かけてじっくり炒める。蓋をして蒸すようにするとよい。
2 ①にひき肉を加え、7分ほど火が通ったら合わせておいたAを加えさらに炒める。

レシピ 11

ほうれん草のおひたし

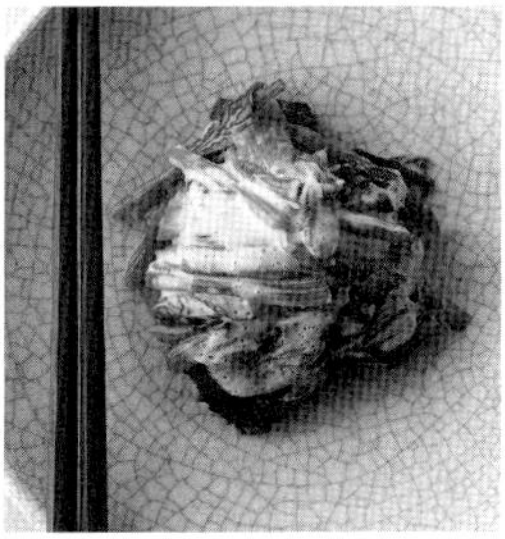

市販のめんつゆと豆乳オリーブオイルを混ぜるだけ。
ほうれん草のくせを抑えて、食べやすくなります。
子どもたちにも大好評、間違いなし！

【材料】（2人分）
ほうれん草…………………100g
めんつゆ（2倍濃縮）………小さじ1
豆乳オリーブオイル…大さじ2～

【作り方】
1 ほうれん草はゆでて水にとり、絞って長さ3cmに切り、めんつゆをからめておく。
2 ①を豆乳オリーブオイルであえて器に盛る。

●お好みですりごまをかけてください。

豆乳オリーブオイルレシピ No.10

減塩タイプの常備菜に。
ご飯に、野菜に、何にでも合うおかず味噌。

そぼろ味噌

炒めるだけ

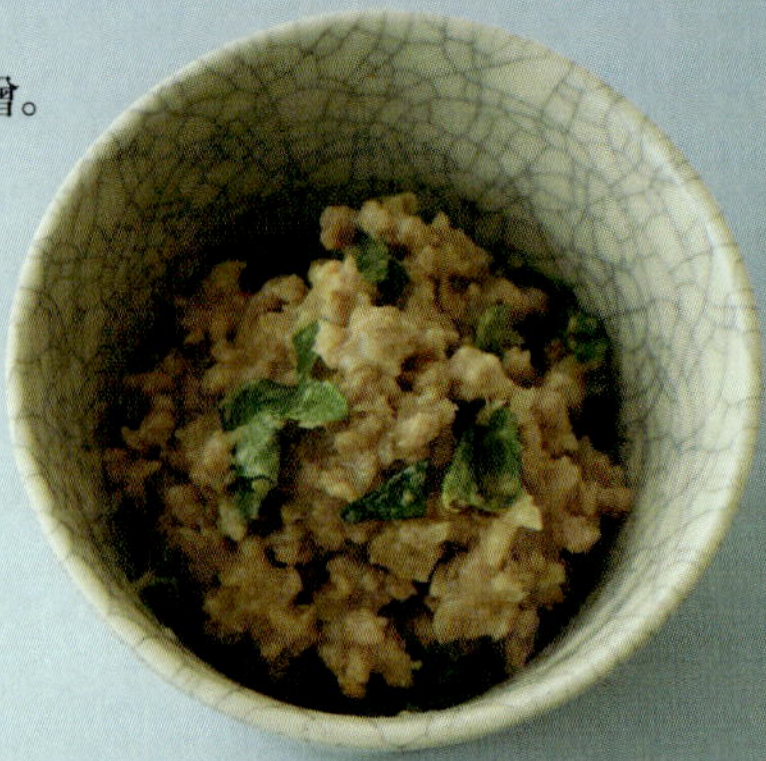

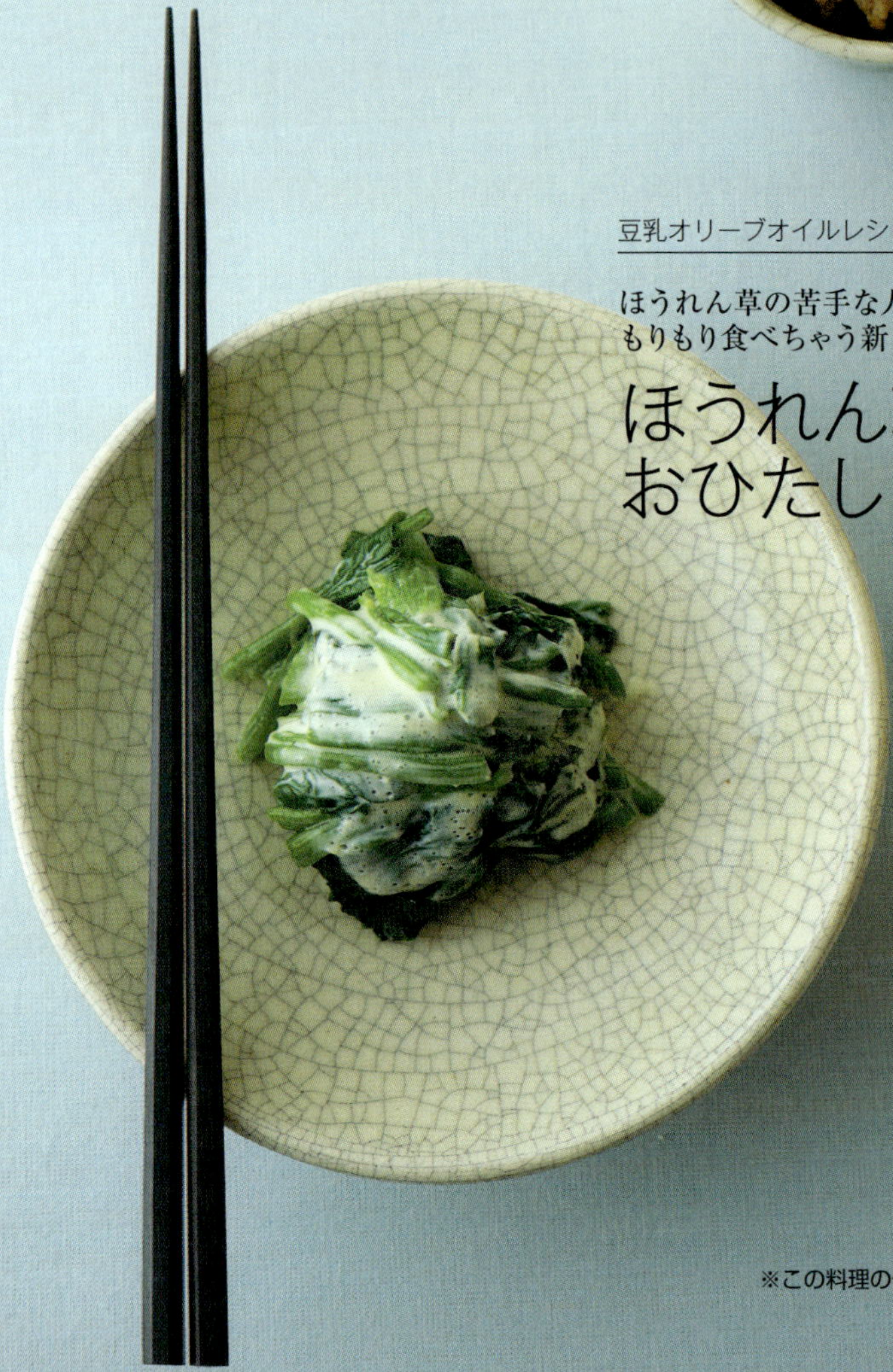

豆乳オリーブオイルレシピ No.11

ほうれん草の苦手な人も
もりもり食べちゃう新・おひたし。

ほうれん草のおひたし

かけるだけ

※この料理の作り方は99ページです。

豆乳オリーブオイルレシピ No.12

カリッと焼いたチキンと野菜。
肉が柔らかく、しっとりジューシー！

タンドリーチキン

混ぜるだけ

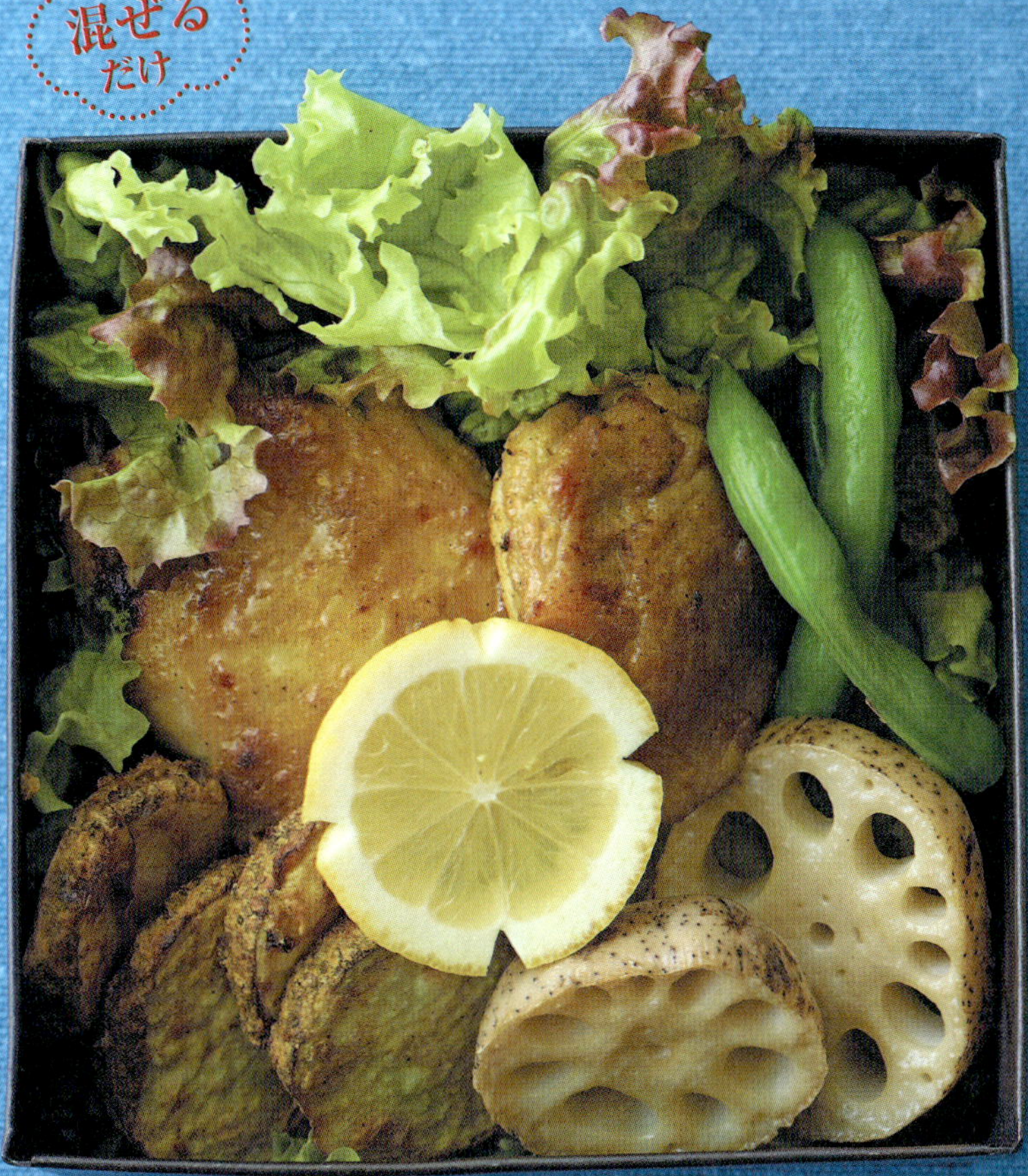

※この料理の作り方は102ページです。

レシピ 12

タンドリーチキン

パサつきがちな鶏もも肉を豆乳オリーブオイルの
調味液に漬け込むことでジューシーな食感に。
野菜もいっしょに漬け込んでこんがり焼いて。

【材料】（2人分）

鶏もも肉……………………… 250g
（全体にフォークまたは包丁の先で穴をあけておく）

里いも…………………………… 2個
（皮をむいて輪切りにし、電子レンジで3分加熱しておく）

れんこん………………………… 5㎝
（厚さ1㎝の輪切りまたは半月切り）

A
- 豆乳オリーブオイル… 大さじ5
- おろしにんにく……… 小さじ1
- カレー粉……………… 小さじ2

さやいんげん…………………… 4本
（さっとゆでておく）

サニーレタス…………………適量

レモン…………………………適宜

【作り方】

1 チャック付きの袋にAを合わせ、鶏肉と里いもを漬け込む。

2 ①とれんこんをグリルで焦げ目がつくまで焼く。

3 さやいんげんとサニーレタスを盛り合わせ、レモンの輪切りを添える。

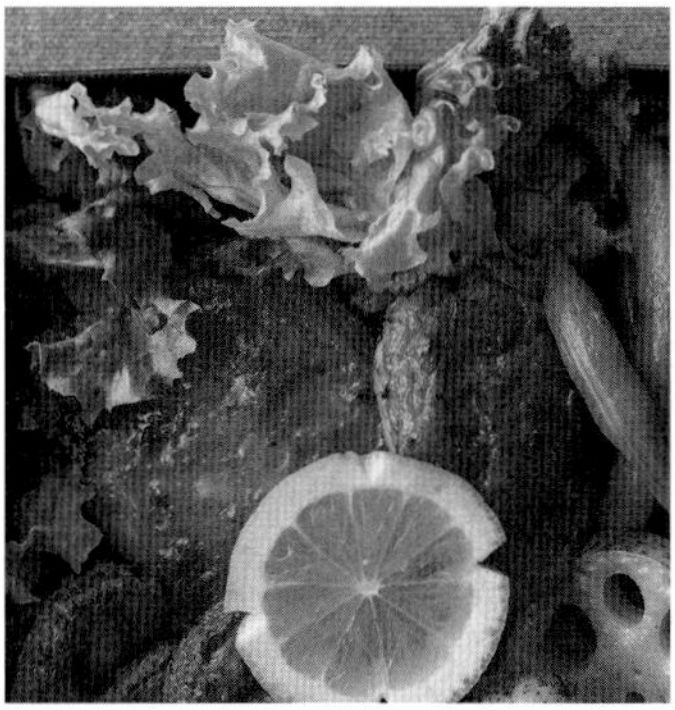

レシピ 13

ガスパッチョ

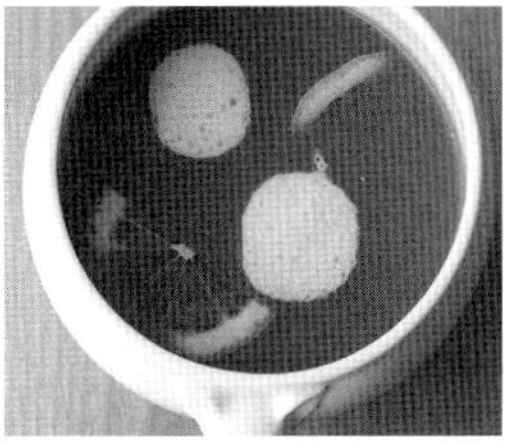

にんにくを使っていないガスパッチョだから
朝食やランチにも安心。豆乳に含まれる
タンパク質で腹もちもよくなります。

【材料】（2人分）
A ┌ トマトジュース（加塩）… 200ml
　 └ 豆乳オリーブオイル… 大さじ3
レモン……………少量（半月切り）
パセリ…………少量（みじん切り）

【作り方】
Aをすべて合わせて器に盛り、豆乳オリーブオイル（分量外）をかけ、レモンを浮かべ、パセリを散らす。
●レモン汁を加えるとまた、違った味が楽しめます。

レシピ 14

干ししいたけのポタージュ

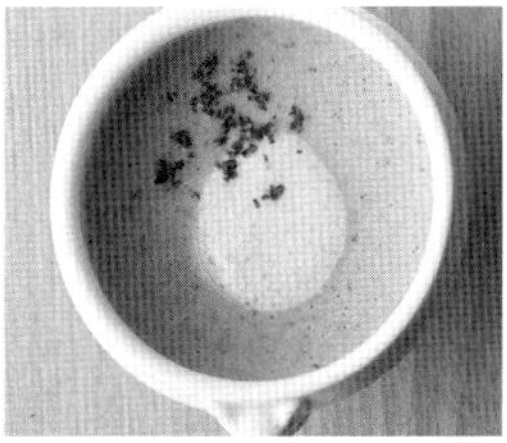

干ししいたけをもどしておけば、
短時間で作れるごちそうスープ。
夕食に多めに作っておけば朝も食
べたくなる美味しさです。

【材料】（作りやすい分量・2人分）
干ししいたけ…………………… 4枚
ぬるま湯……………………… 200ml
豆乳オリーブオイル…… 大さじ2
玉ねぎ…………… ½個（スライス）
新じゃがいも…………………… 1個
（薄くいちょう切り）
牛乳………………………… 200ml
鶏ガラスープの素……… 小さじ1
塩・こしょう………………各少々

【作り方】
1 干ししいたけはぬるま湯でもどし、細くスライスにする。もどし汁はとっておく。
2 鍋に豆乳オリーブオイルを熱し、玉ねぎを炒める。ここへじゃがいも、しいたけを加えて炒め、もどし汁と鶏ガラスープの素を加え落とし蓋をしてじゃがいもが柔らかくなるまで10分煮る。
3 ②に牛乳を加えてひと煮し、ミキサーにかける。塩、こしょうで味を調える。

豆乳オリーブオイルレシピ No.13

食欲のない日にうれしい
冷たいガスパッチョ。

ガスパッチョ

混ぜるだけ

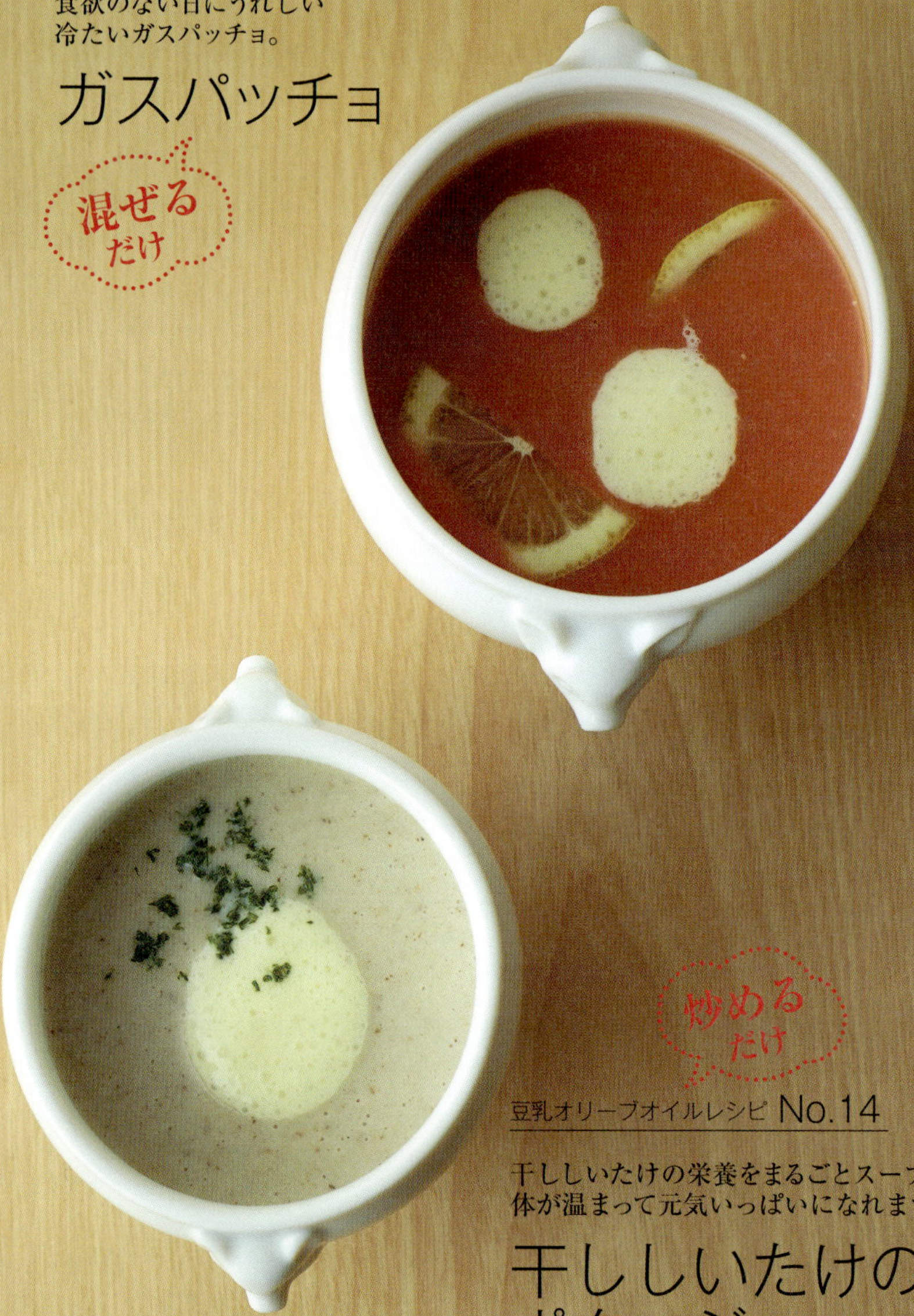

炒めるだけ

豆乳オリーブオイルレシピ No.14

干ししいたけの栄養をまるごとスープに。
体が温まって元気いっぱいになれます。

干ししいたけのポタージュ

※この料理の作り方は103ページです。

かけるだけ

豆乳オリーブオイルレシピ No.15

ドレッシングは基本の豆乳オリーブオイル。
お弁当にも持っていきたい！

ジャーサラダ

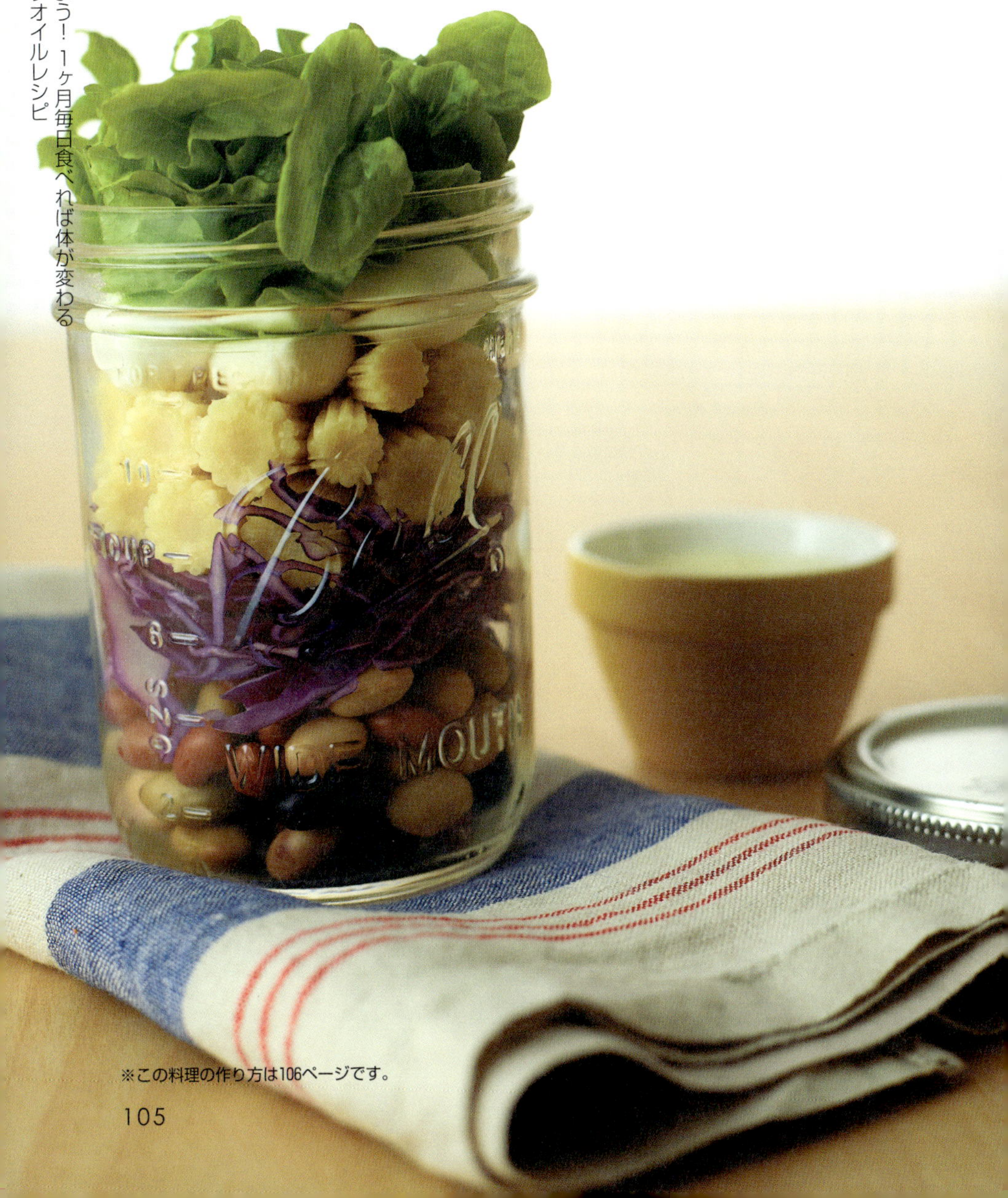

※この料理の作り方は106ページです。

レシピ 15

ジャーサラダ

好みの野菜や豆、チーズなどを彩りよく
ガラスのジャーに詰めたジャーサラダ。
食べるときに豆乳オリーブオイルをかけていただきます。

【材料】(1人分)
サニーレタス・モッツァレラチーズ・ヤングコーン・紫キャベツ・ミックスビーンズ…………各適量
豆乳オリーブオイル…………適量

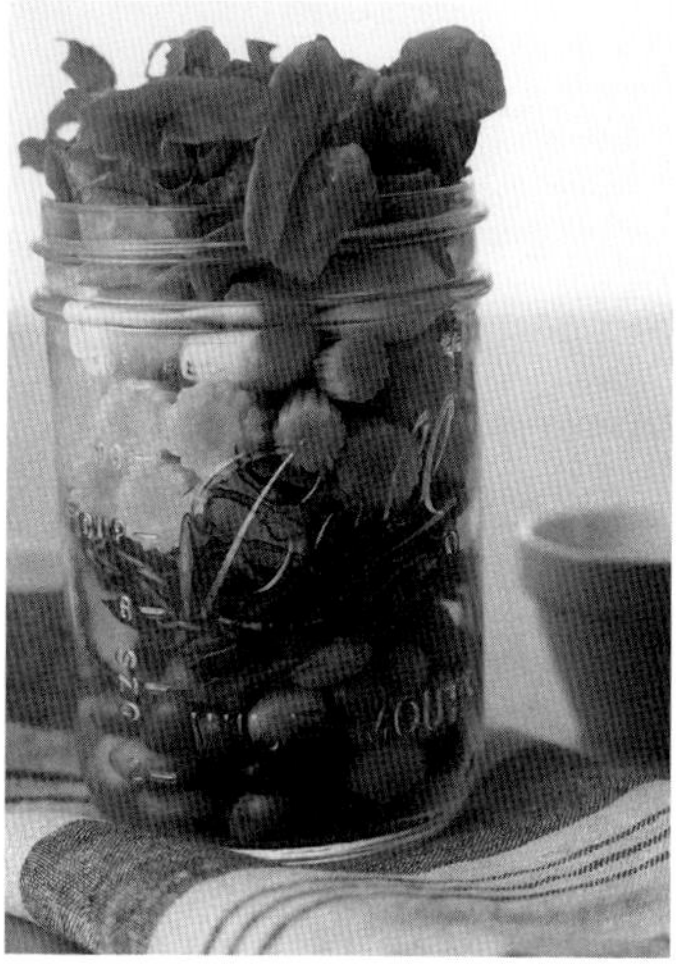

【作り方】
1 具材は食べやすい大きさに切り、彩りよくジャーに入れる。
2 豆乳オリーブオイルをかける。

MEMO

季節の野菜と豆類を中心に。

ジャーに詰める野菜は食べやすい大きさにカットして。外から見たときにきれいな層になるようにするのがコツ。一口大にカットした固めの野菜や水煮の豆を中心に、最後に葉物をのせると水っぽくなりません。

レシピ 16

きつね寿司

豆乳オリーブオイルにはすし酢が入っているので
ご飯に混ぜればマイルド味の酢めしが完成。
いなり寿司だけでなく、ちらし寿司にしても。

【材料】（2人分）

米……………………………………1合
豆乳オリーブオイル…大さじ3～
しょうが ………2片分（せん切り）
白ごま…………………… 大さじ1½
油揚げ………小6枚（半分に切る）

【作り方】

1 米を炊き、豆乳オリーブオイル、しょうが、ごまをさっくり混ぜる。
2 油揚げは表面の油をペーパーで押さえるようにしてふいておく。
3 ②に①を詰め、表面をトースターで焼く。

●甘酢しょうがを刻んで混ぜても美味しいです。

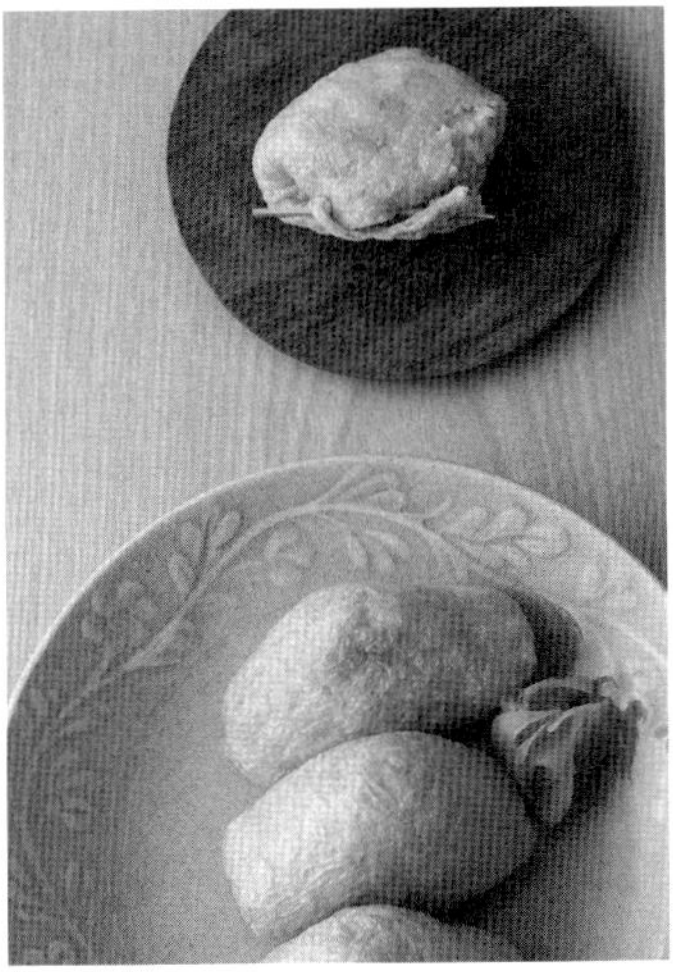

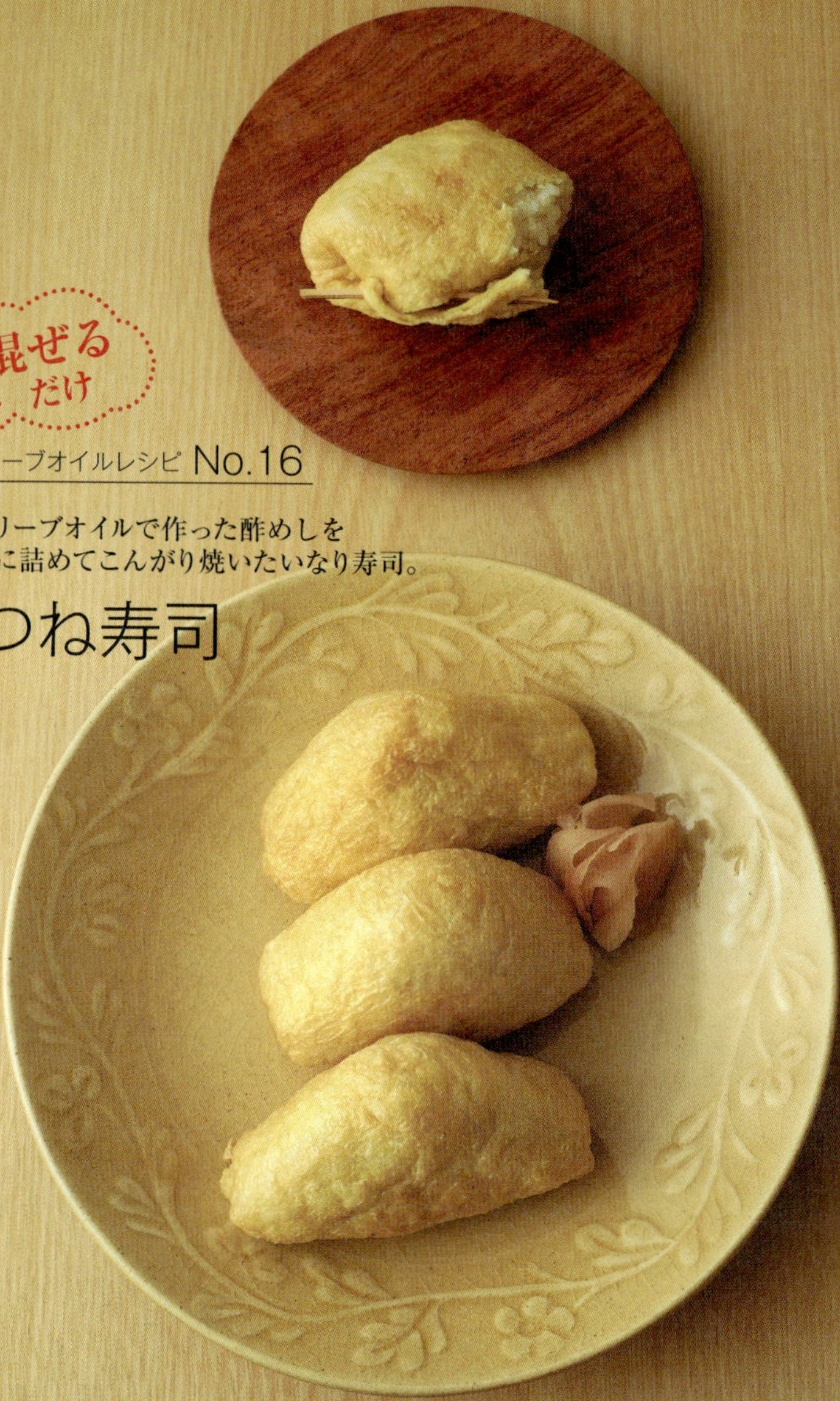

混ぜる だけ

豆乳オリーブオイルレシピ No.16

豆乳オリーブオイルで作った酢めしを
油揚げに詰めてこんがり焼いたいなり寿司。

きつね寿司

※この料理の作り方は107ページです。

混ぜるだけ

豆乳オリーブオイルレシピ No.17

豆乳オリーブオイルを混ぜ込むことで
ふわっと軽いパンケーキが完成！

ふわふわきな粉の パンケーキ

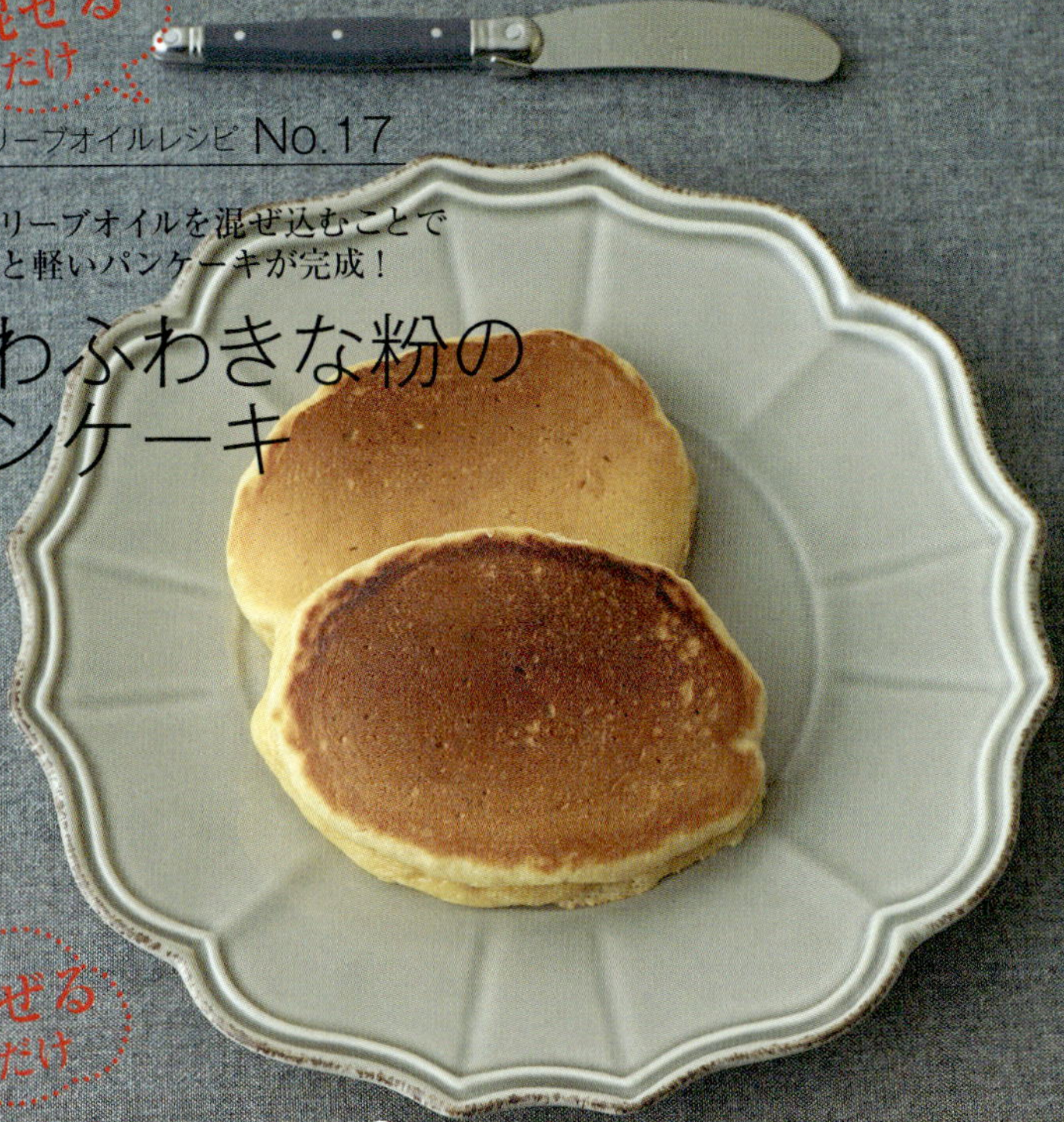

混ぜるだけ

豆乳オリーブオイルレシピ No.18

チーズとごまの香りがうれしい
砂糖不使用の大人味のクッキー。

ごまの ザクザククッキー

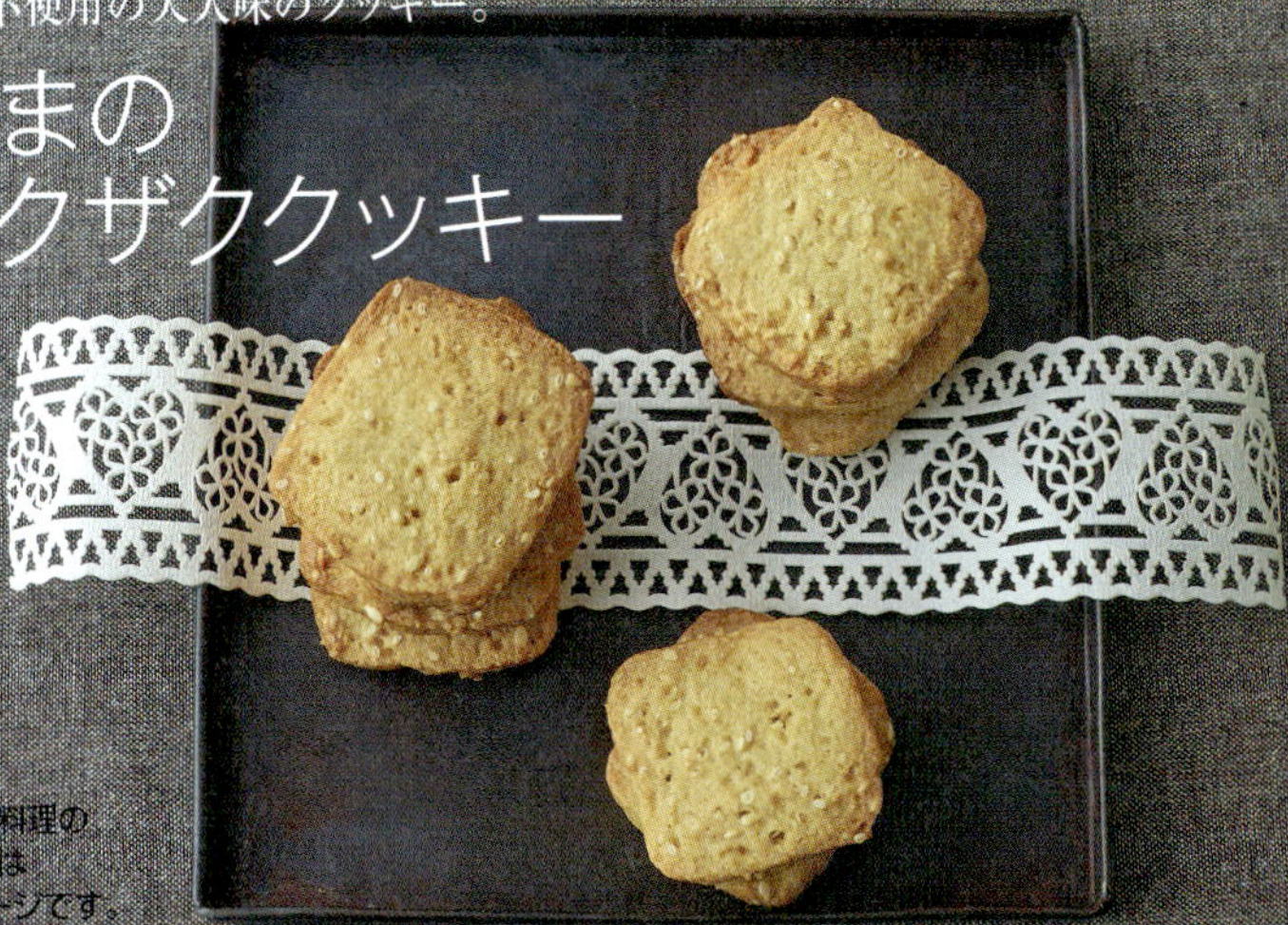

※この料理の
作り方は
110ページです。

レシピ 17

ふわふわきな粉のパンケーキ

ホットケーキミックスを使ったお手軽パンケーキ。
きな粉と豆乳オリーブオイルを混ぜれば
卵なしでもふんわりもっちり。

【材料】（2人分）

A
- ホットケーキミックス……150g
- きな粉……大さじ1
- 水……120ml

豆乳オリーブオイル……大さじ2

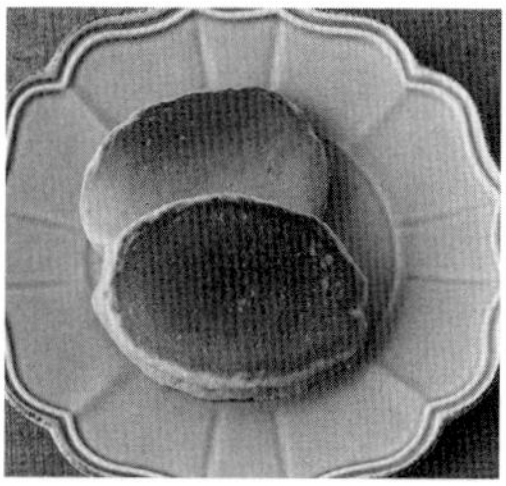

【作り方】

1 ボウルにAを合わせ混ぜ、さらに豆乳オリーブオイルを加えて混ぜる。

2 フライパンにオリーブオイル（分量外）を熱し、①をお玉1杯分ずつ流し、蓋をして弱火で両面を中までじっくり焼く。

3 パンケーキをお皿に盛り、お好みで豆乳オリーブオイル（分量外）をかける。

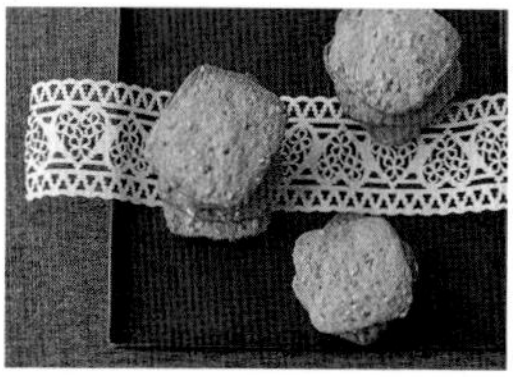

レシピ 18

ごまのザクザククッキー

粉チーズと白ごまを混ぜ込んだクッキーはお酒のおつまみにも最適。豆乳オリーブオイルで練るのでサクサクの焼き上がりになります。

【材料】（作りやすい分量・20個分）

A
- 小麦粉……100g
- 粉チーズ……25g
- 白ごま……10g

豆乳オリーブオイル……大さじ8

【作り方】

1 ボウルにAを合わせておき、豆乳オリーブオイルを加えゴムベラでしっとりするまで混ぜる。

2 ①がまとまったら、手で少しこねてまとめ、ラップで棒状にし、冷凍庫で1時間休ませる。

3 ②を5㎜厚さ、20等分に切り、天板に並べて180度のオーブンで15～20分かけてこんがり焼く。

● 2～3㎜の薄さにし、フォークで全体を刺して焼くとクラッカー状に。

レシピ 19

鮭の黄身ソース焼き

豆乳オリーブオイルと卵の黄身で
見た目も鮮やかなソースを作ります。
おしゃれなごちそう和食に。

【材料】（2人分）

生鮭……………………………2切れ
塩・こしょう………………各少々
卵黄（L）……………………1個分
豆乳オリーブオイル…… 大さじ2
片栗粉……………………小さじ½
細ねぎ……………3本（小口切り）
しめじ…………………………2房
ほうれん草……………………40g
ポン酢…………………… 小さじ2
白ごま…………………………少量
プチトマト……………………2個

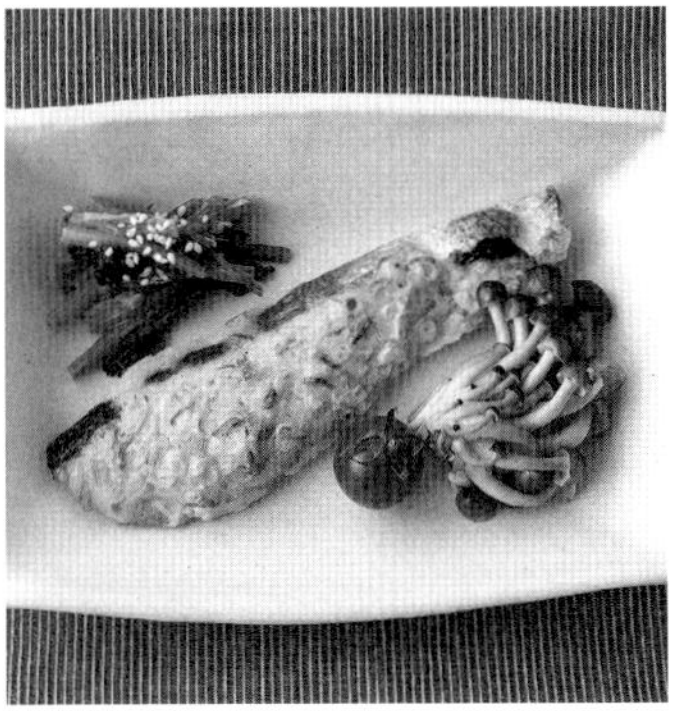

【作り方】

1 小鍋に卵黄をとき豆乳オリーブオイルを加えて混ぜて鍋底をゴムベラで混ぜながらさらに片栗粉を混ぜダマがなくなりなめらかになるまで混ぜる。ごく弱火にかけとろみがつくまで底を混ぜながら1～2分加熱する。

2 ①にねぎを混ぜる。

3 鮭に塩、こしょうをしてグリルで焼き表面の色が変わったら②をかけてさらにうっすら焦げ目がつくまで焼く。しめじも油をぬったアルミホイルにのせて焼く。

4 ほうれん草はさっとゆでて水にとって絞り、長さ4㎝に切りポン酢をからめておく。

5 ③と④、プチトマトを器に盛り合わせ、ほうれん草にはごまをかける。

豆乳オリーブオイルレシピ No.19

鮭の切り身で和風料理。
淡白ながら旨みがたっぷりのおかずです。

混ぜるだけ

鮭の黄身ソース焼き

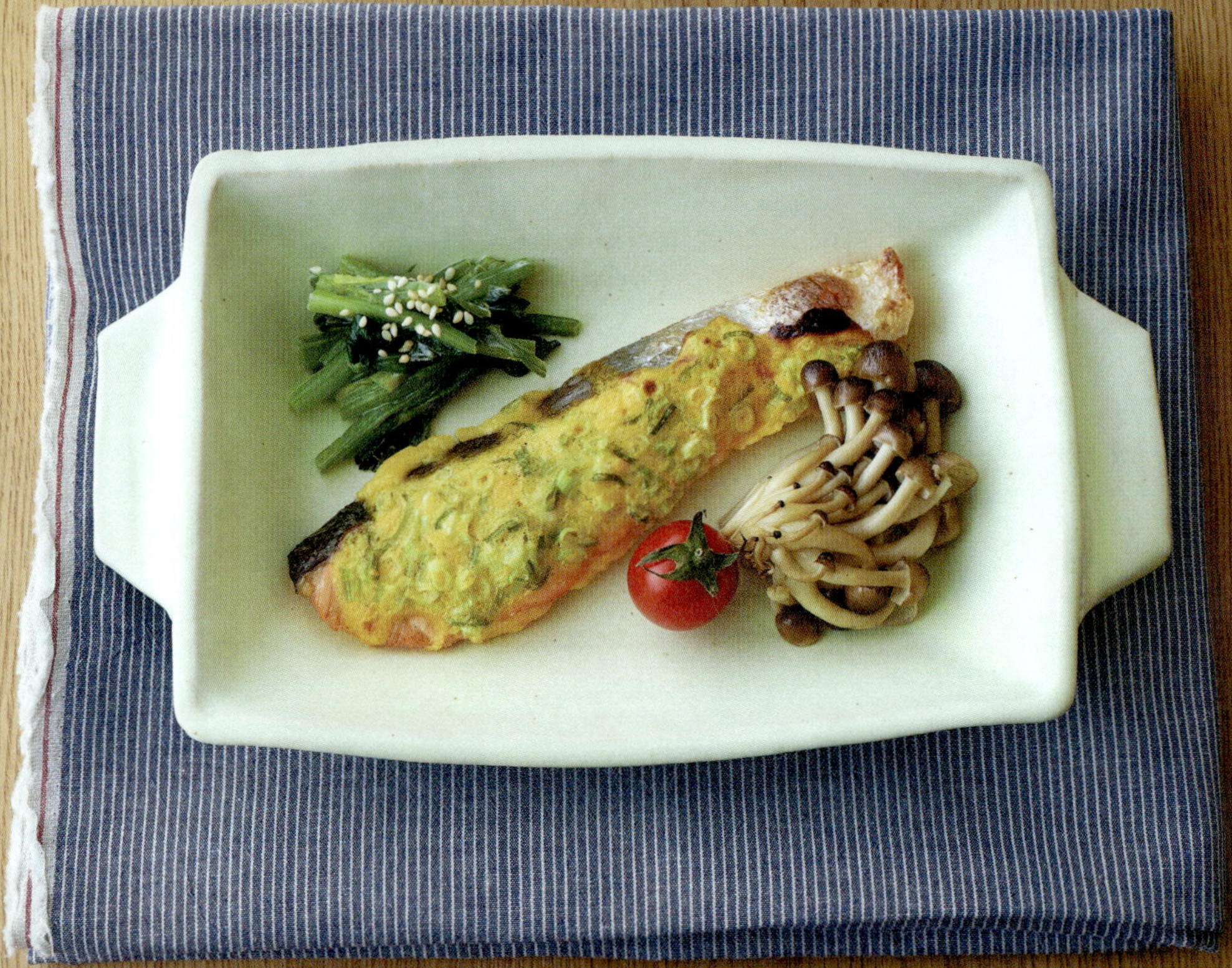

※この料理の作り方は111ページです。

豆乳オリーブオイルレシピ No.20

混ぜるだけ

意外な組み合わせだけど、ふわとろの
仕上がりで納豆の新たな美味しさを発見！

とろとろ納豆

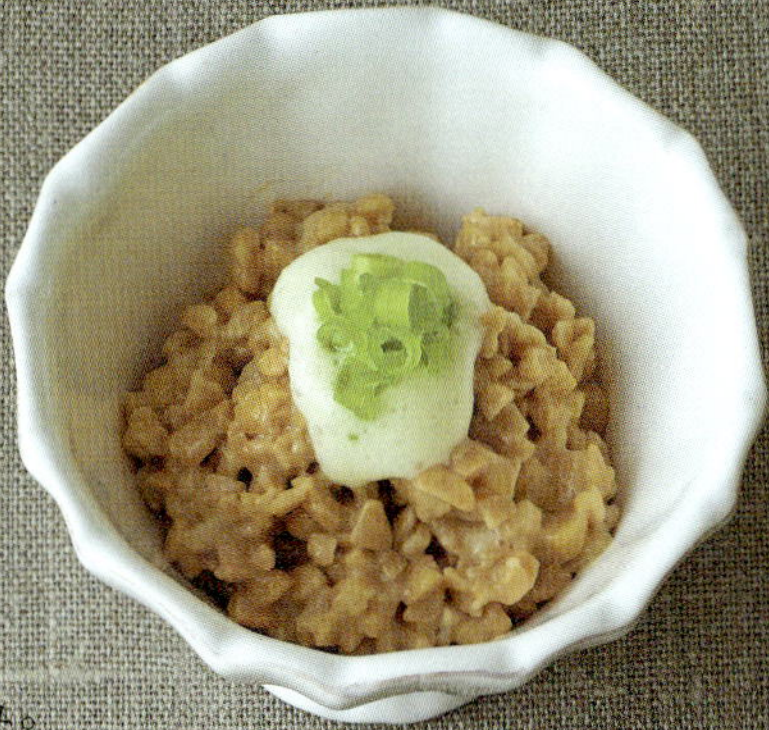

炒めるだけ

豆乳オリーブオイルレシピ No.21

にんじんの甘さを生かしたポタージュ。
にんじん嫌いの人こそ試してみて！

にんじんの冷製ポタージュ

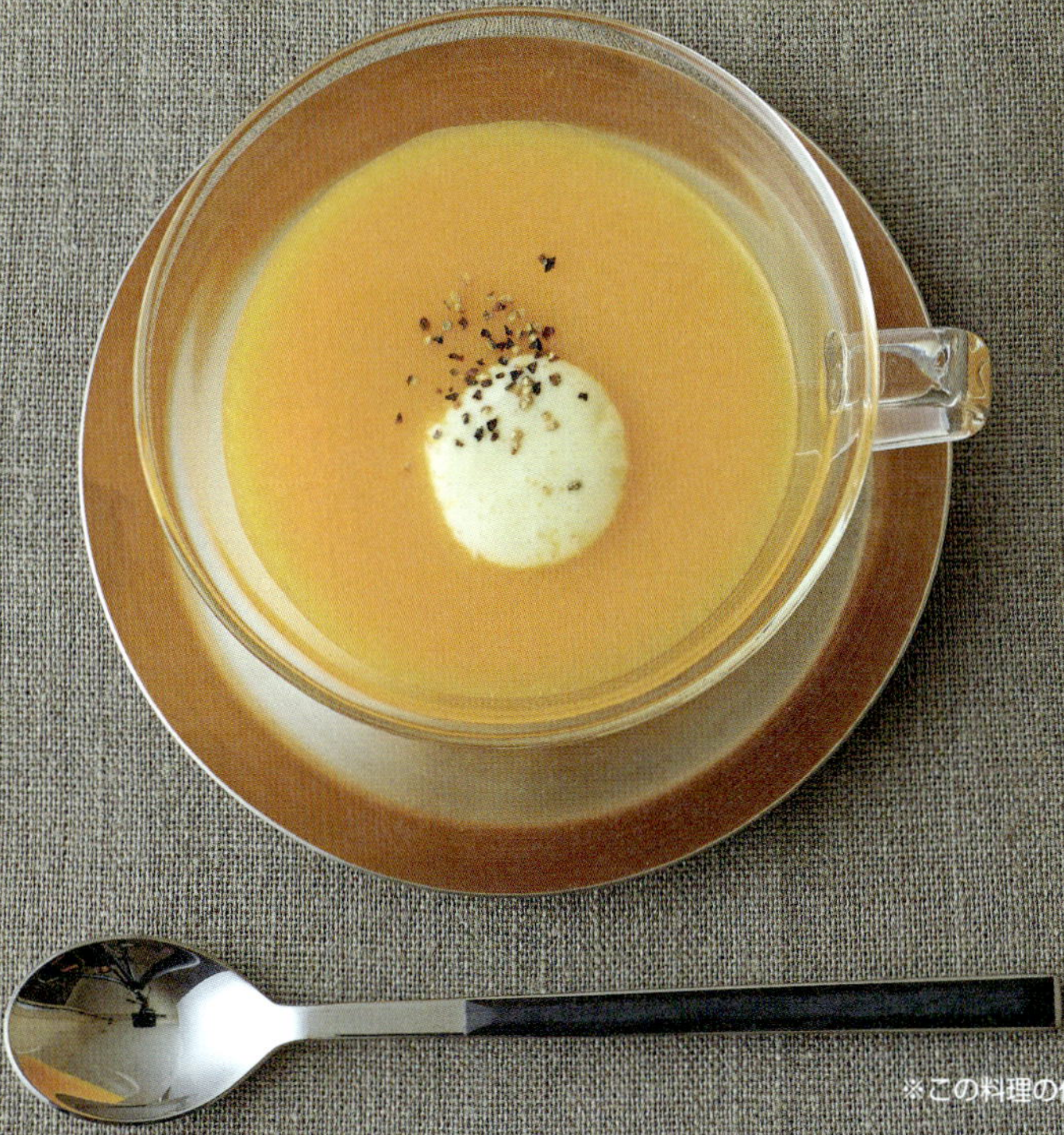

※この料理の作り方は116ページです。

レシピ 20

とろとろ納豆

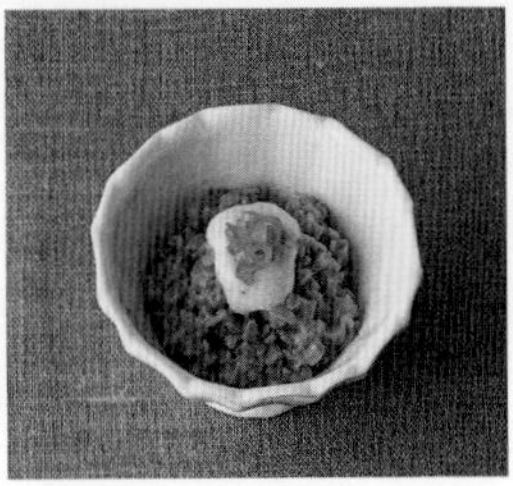

しょうゆで食べることの多い納豆に
豆乳オリーブオイルを投入。混ぜるほどに
ふわとろに泡立って優しい味わいに。

【材料】(2人分)

ひき割り納豆…………2パック
豆乳オリーブオイル…大さじ1
細ねぎ……………⅓本(小口切り)

【作り方】

1 納豆をよく練り添付のたれを加え、豆乳オリーブオイルをふんわり泡が立つまで混ぜる。
2 器に盛り、豆乳オリーブオイル(分量外)をかけてねぎをトッピングする。

レシピ 21

にんじんの冷製ポタージュ

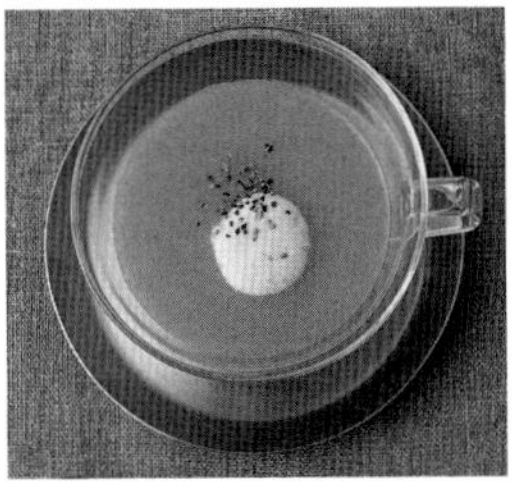

豆乳オリーブオイルと鶏ガラスープの素だけの
シンプルな味つけで素材の味を生かしたポタージュ。
好みで温めて食べてもよいでしょう。

【材料】(2人分)

豆乳オリーブソース……大さじ3
玉ねぎ……………¼個(スライス)
にんじん…………½本(スライス)
A お湯……………………200ml
A 鶏ガラスープの素…小さじ1½
粗びきこしょう………………少々

●じゃがいもで作ればヴィシソワーズに。

【作り方】

1 鍋に豆乳オリーブオイルと玉ねぎ、にんじんを加え箸でほぐしながら炒める。ここに合わせておいたAを加えてアクを取りながらにんじんが柔らかくなるまで煮る。
2 ①をミキサーにかけ、冷蔵庫で冷やし、器に盛る。
3 豆乳オリーブオイル(分量外)をかけ、粗びきこしょうをふる。

レシピ22

かぼちゃのナッツサラダ

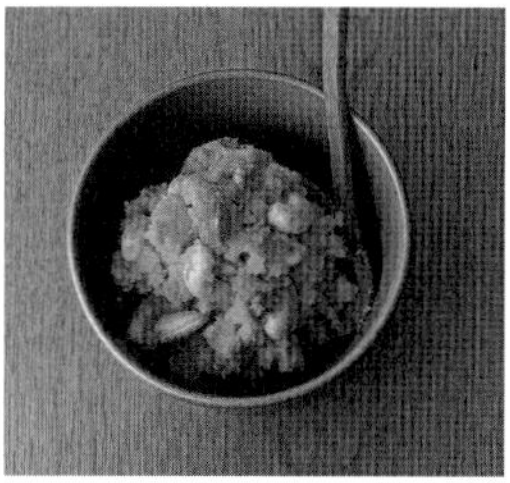

ナッツの歯ごたえとはちみつの甘さで
食べ始めたら止まらなくなりそうなかぼちゃサラダ。
お弁当のおかずとしても重宝しそう。

【材料】（2人分）

かぼちゃ………………… 正味150ｇ
（種と皮を除き2㎝角に切る）
豆乳オリーブオイル……大さじ3
はちみつ…………………小さじ2
ミックスナッツ（無塩）………15ｇ

【作り方】

1 かぼちゃは電子レンジで5分加熱する。
2 ①が熱いうちにつぶして、豆乳オリーブオイルを加え、はちみつ、ナッツを混ぜる。

レシピ23

ゆで青菜＆冷しゃぶ

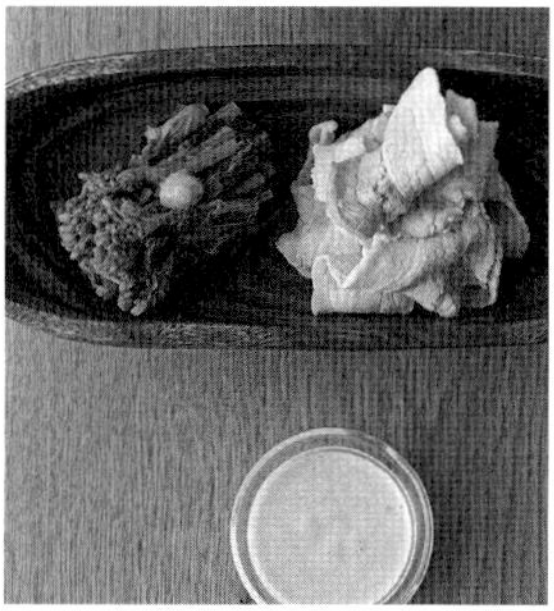

練りごまと豆乳オリーブオイルを混ぜて
しゃぶしゃぶのたれに。牛乳で濃度を加減して。
菜の花は季節の青菜にチェンジしてかまいません。

【材料】（2人分）

菜の花 ……………………… 150ｇ
しょうゆ…………………小さじ1
豚もも薄切り肉 …………… 150ｇ
A 豆乳オリーブオイル…大さじ3
A 練りごま………………小さじ2
A 牛乳……………………小さじ1
練り辛子……………………少量

【作り方】

1 菜の花と豚肉は酒（分量外）を加えた熱湯で別々にゆでて氷水にとる。菜の花は水気を絞ってしょうゆをからめておく。
2 器に盛り、Aを合わせたソースと練り辛子を添える。

豆乳オリーブオイルレシピ No.22

おなじみかぼちゃサラダも
豆乳オリーブオイルでまろやかに。

かぼちゃの ナッツサラダ

混ぜるだけ

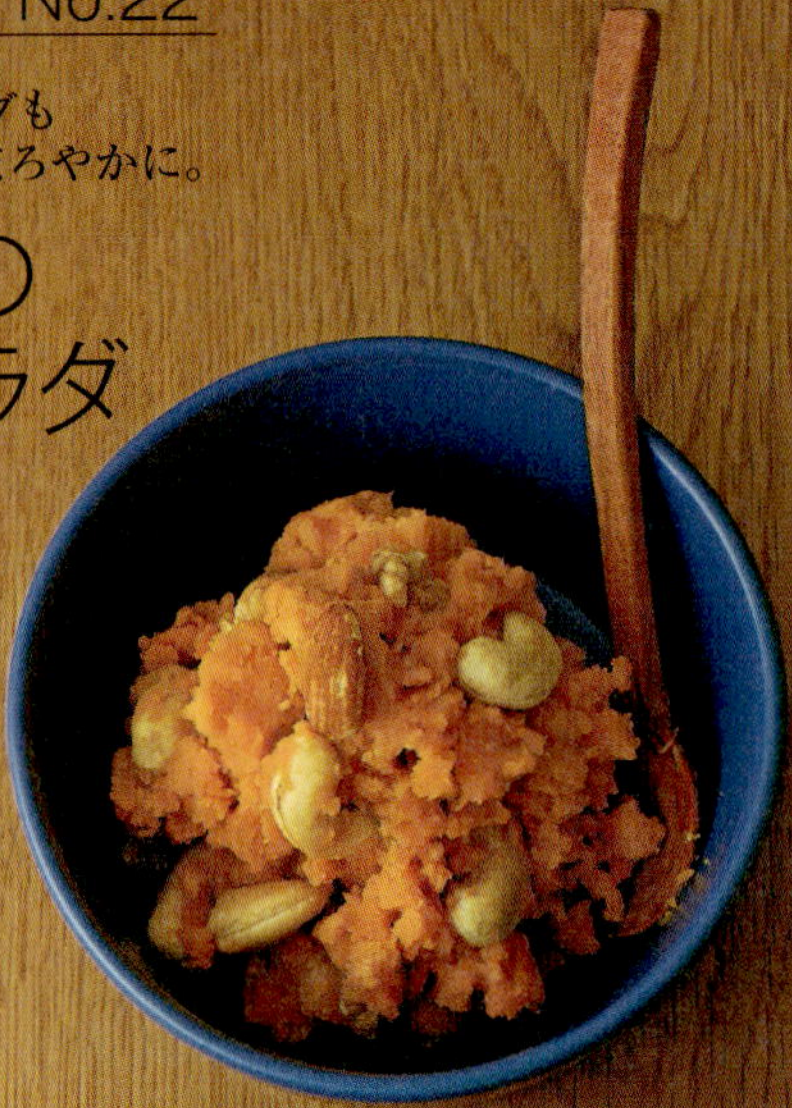

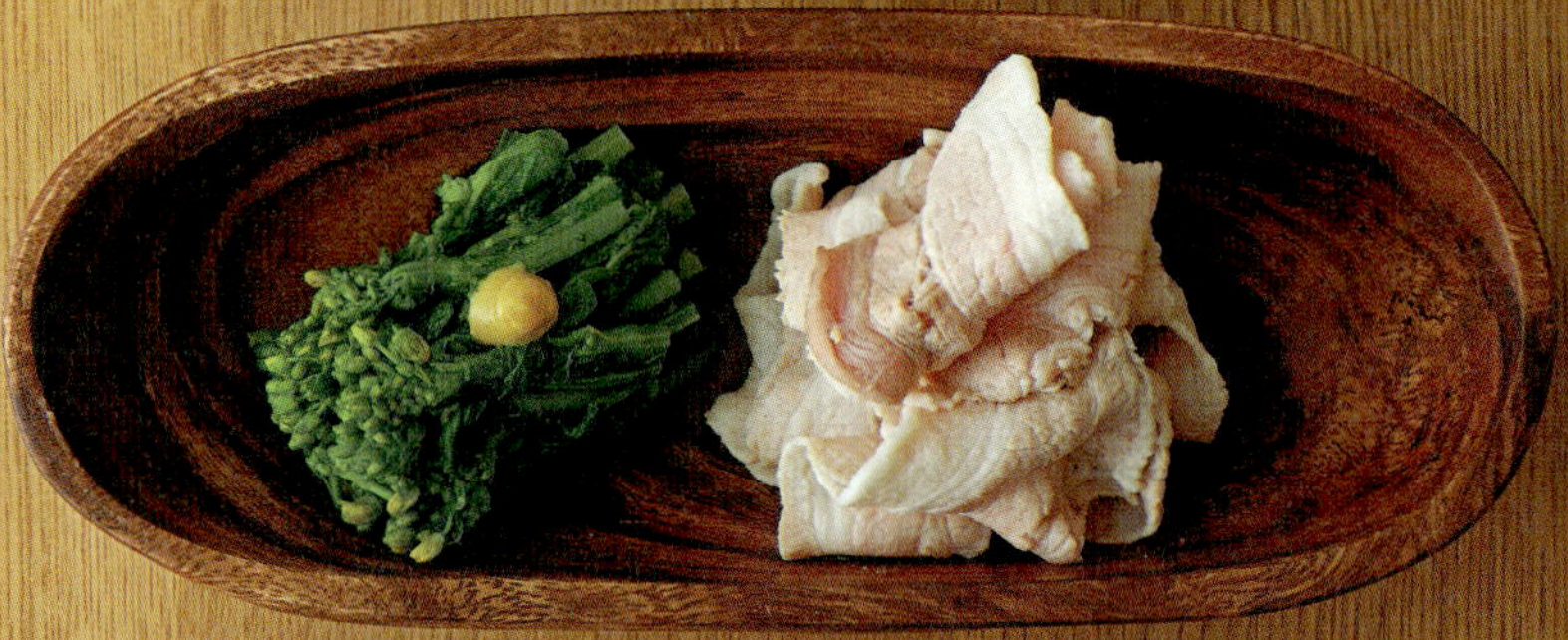

豆乳オリーブオイルレシピ No.23

このしゃぶしゃぶのたれなら
豚肉をさっぱり食べられる。

ゆで青菜& 冷しゃぶ

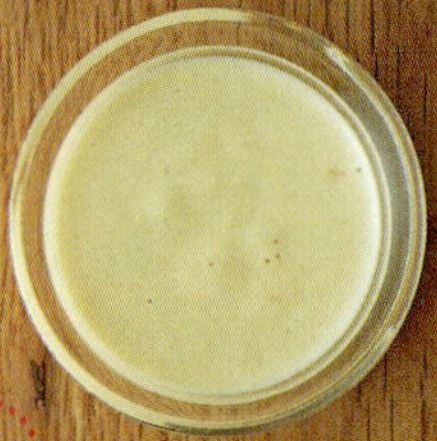

かけるだけ

※この料理の作り方は115ページです。

炒めるだけ

豆乳オリーブオイルレシピ No.24

バターや生クリームを使わない
ストロガノフでカロリーオフを実現！

牛肉ときのこのストロガノフ風

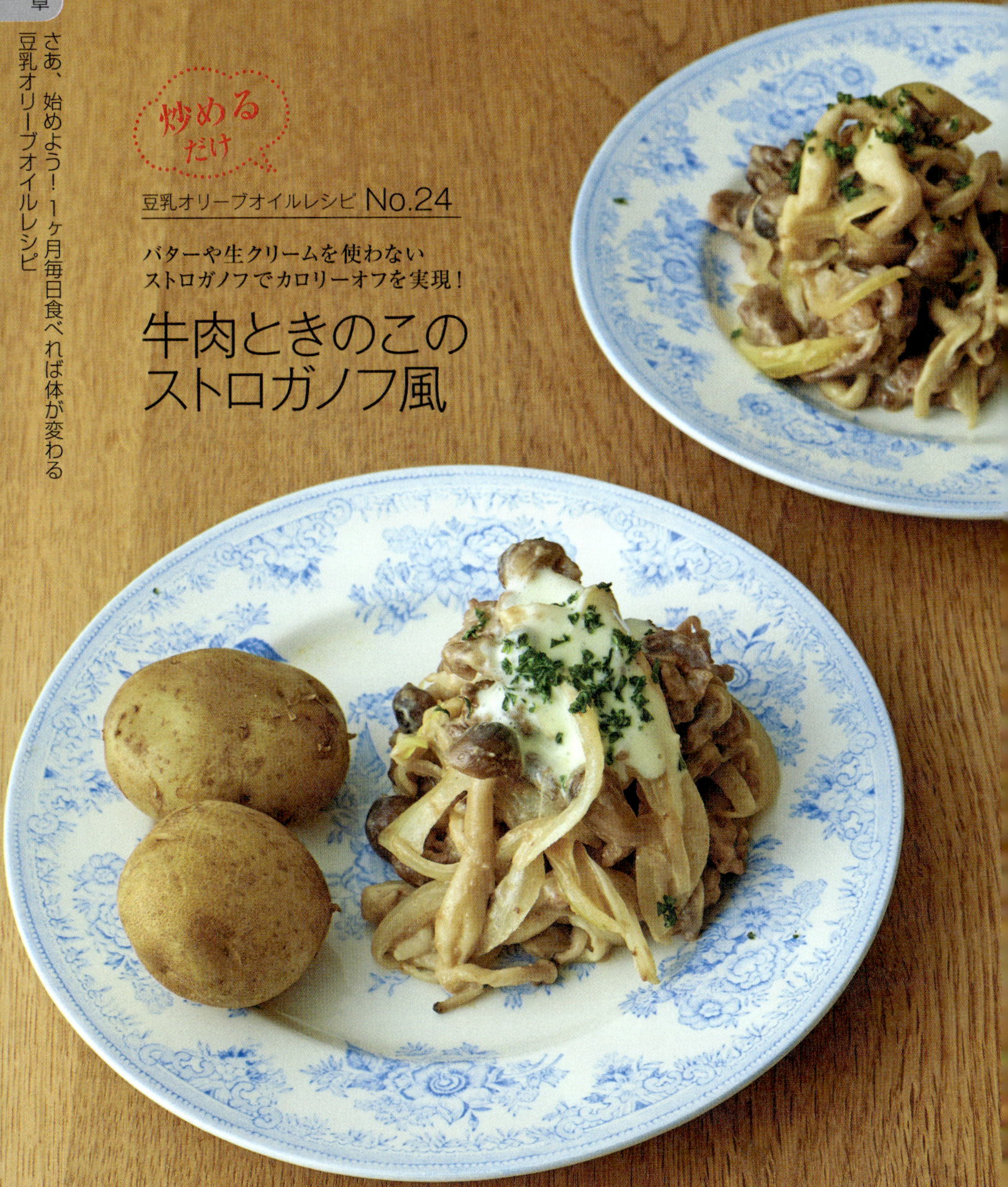

※この料理の作り方は118ページです。

レシピ 24

牛肉ときのこのストロガノフ風

脂肪の摂りすぎにつながりやすい肉類の食べすぎ。
そこで、バターや生クリームを使わずに
たっぷりきのこで充実感を出しました。

【材料】（2 人分）

A
- しめじ……………………………100g（小房にほぐす）
- 玉ねぎ……½個（薄くスライス）
- 豆乳オリーブオイル…大さじ4

牛ももこま切れ肉……………150g
塩・こしょう………………各適量
小麦粉……………………小さじ2
オイスターソース……小さじ 1 ½
パセリ………… 少量（みじん切り）
じゃがいも……………… 2 ～ 3 個

【作り方】

1 耐熱容器にAを合わせてクッキングシートで貼りつけるように落とし蓋とラップをし、電子レンジ（600W）で 5 分加熱し、そのまま 5 分おく。
2 牛肉に塩、こしょうをし、小麦粉をまぶしておく。
3 フライパンに①、②を加えて肉を焼くようにして炒める。オイスターソースで味を調える。
4 お皿に盛り、ゆでたじゃがいもを添えてパセリをかける。

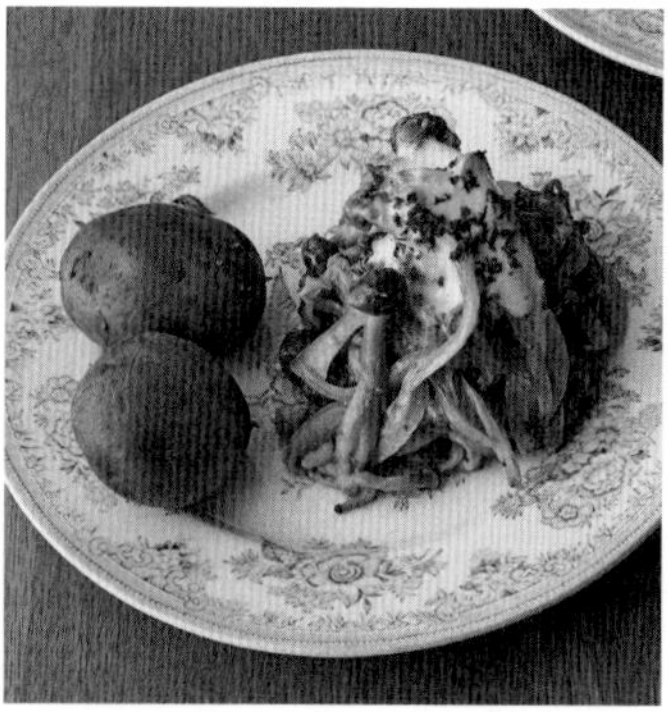

●お好みで豆乳オリーブオイルをかけてください。

レシピ 25

くるみとにんじんの豆乳オリーブ炒め

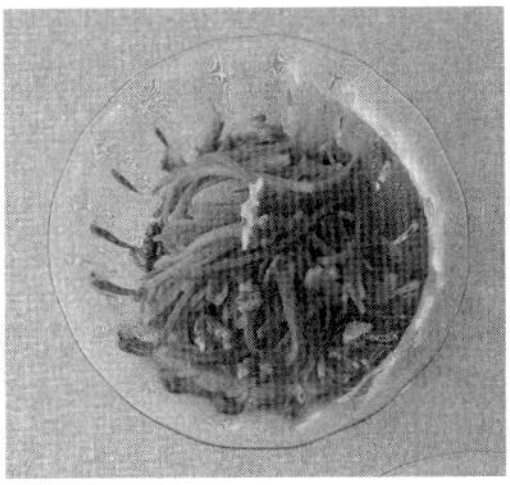

細切りにしたにんじんを豆乳オリーブオイルでソテー。くるみを加えただけのシンプルな味つけの彩り。きれいなサイドメニューです。

【材料】（2人分）
豆乳オリーブオイル……大さじ3
にんじん…………½本（せん切り）
くるみ……………15g（粗く刻む）

●仕上げにクミンパウダーをふるとワンランク上の味つけに。

【作り方】
1 フライパンに豆乳オリーブオイルとにんじんを加え箸でほぐしながら炒める。
2 にんじんがしんなりしたら、くるみを加えてさらに炒める。

レシピ 26

ひじきと枝豆の白あえ

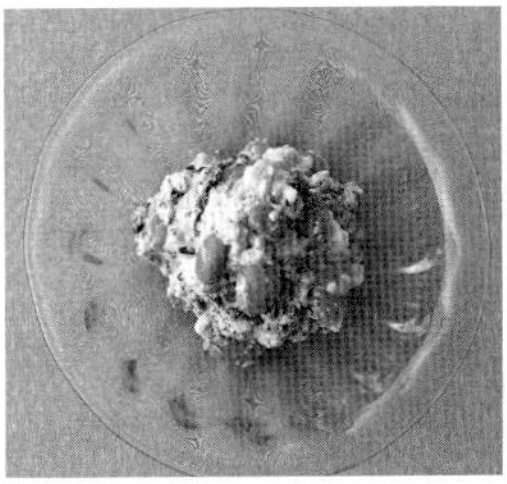

豆腐の白と枝豆のグリーン、ひじきの黒。見た目の美しさにうっとり。白あえの味噌を控えめにしているので減塩効果アップ。

【材料】（2人分）
豆乳オリーブオイル…… 大さじ3
ひじき（乾燥品）……………… 5g
冷凍枝豆…………………正味30g
（解凍し、さやから豆を取り出しておく）
A「絹ごし豆腐…50g（水きりする）
　└西京味噌………………小1～2

【作り方】
1 ひじきはたっぷりの水でもどし、ペーパーで水分をふき取っておく。
2 フライパンに豆乳オリーブオイルとひじき、枝豆を入れて炒める。
3 ②に合わせておいたAを加えてあえる。

豆乳オリーブオイルレシピ No.25

シンプルな味つけのにんじんソテーは
メインの付け合わせにもおすすめ。

くるみとにんじんの豆乳オリーブ炒め

炒めるだけ

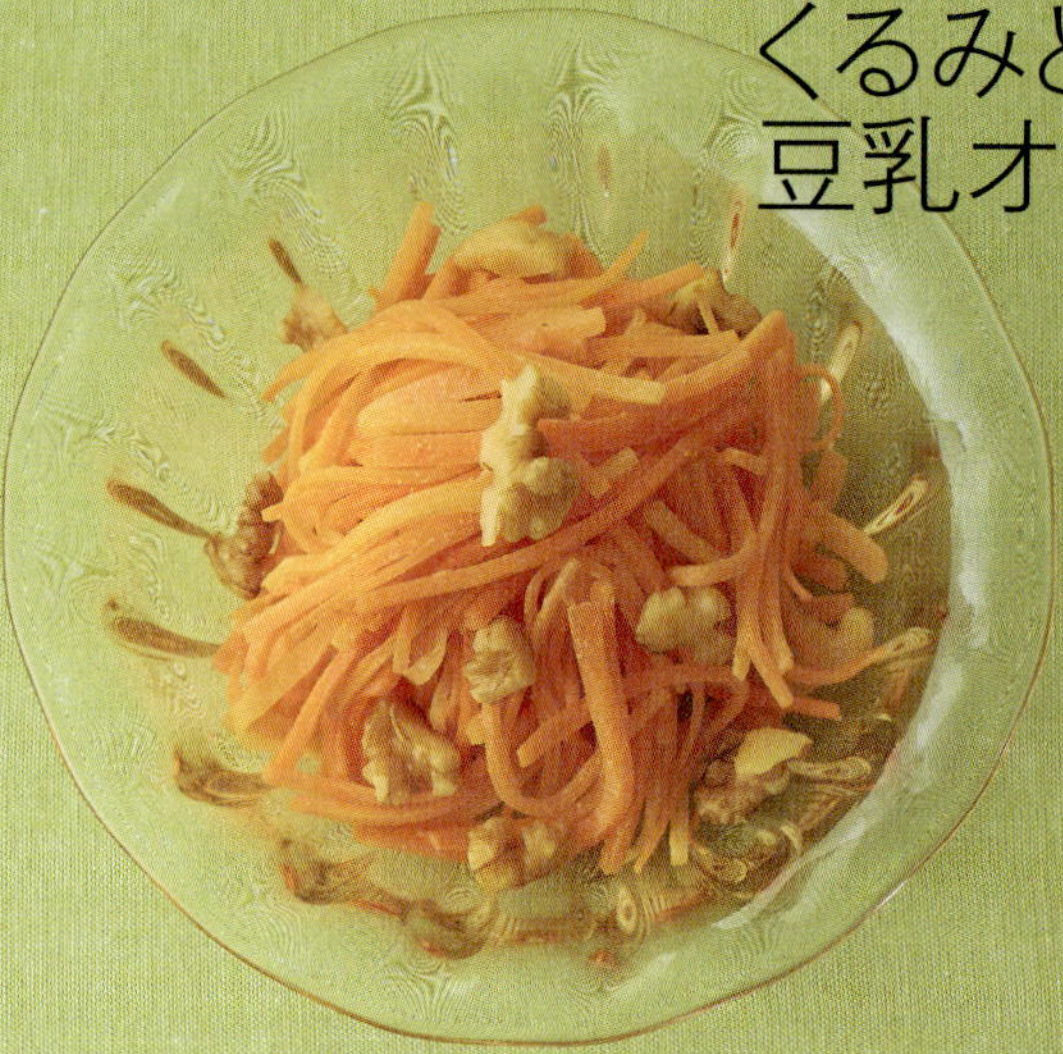

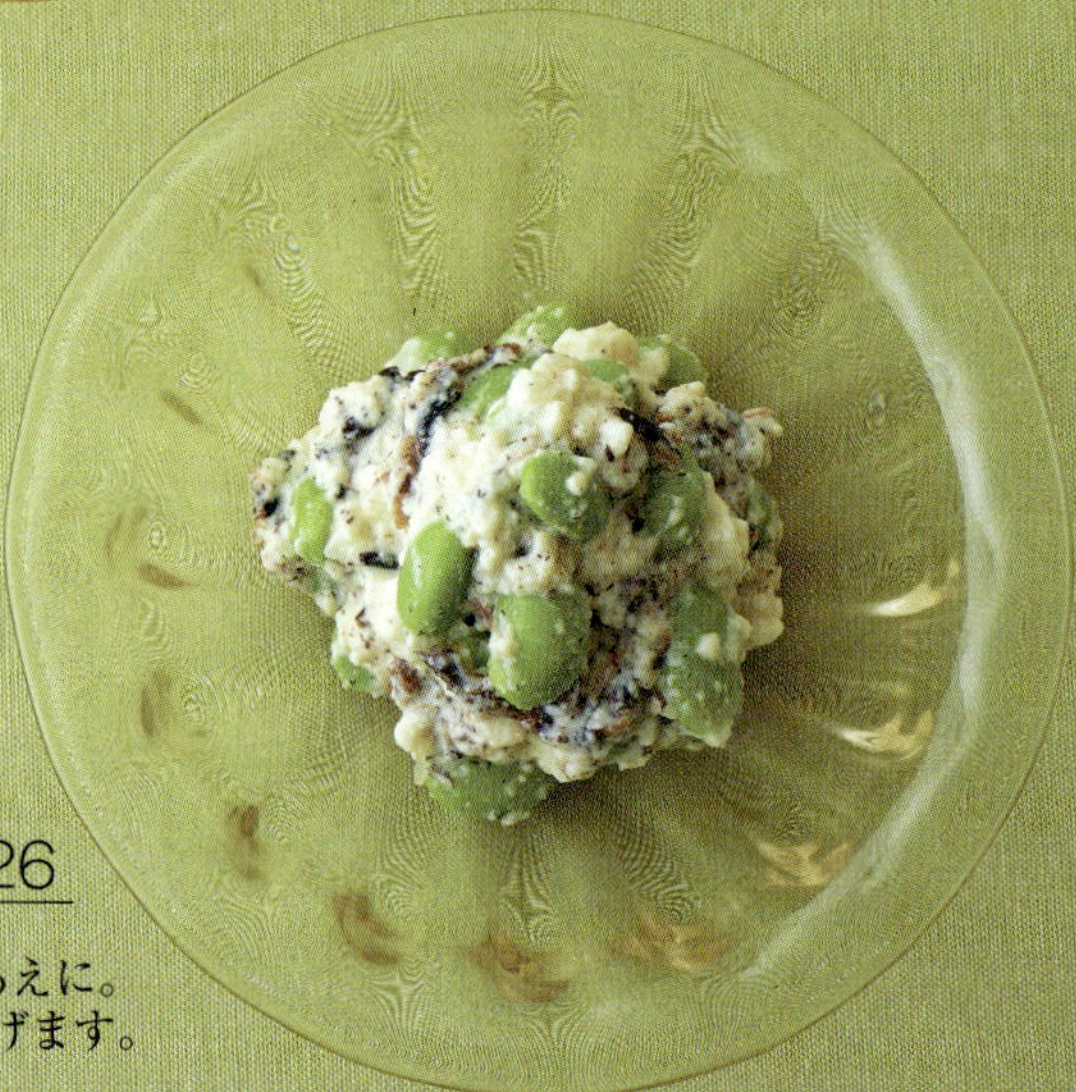

炒めるだけ

豆乳オリーブオイルレシピ No.26

味噌を控えて減塩タイプの白あえに。
枝豆とひじきで彩りもよく仕上げます。

ひじきと枝豆の白あえ

※この料理の作り方は119ページです。

豆乳オリーブオイルレシピ No.27

混ぜるだけ

卵、ツナ、豆板醤…、
たれの変化で豆腐サラダをアレンジ。

冷ややっこ 豆乳オリーブオイル バリエーション

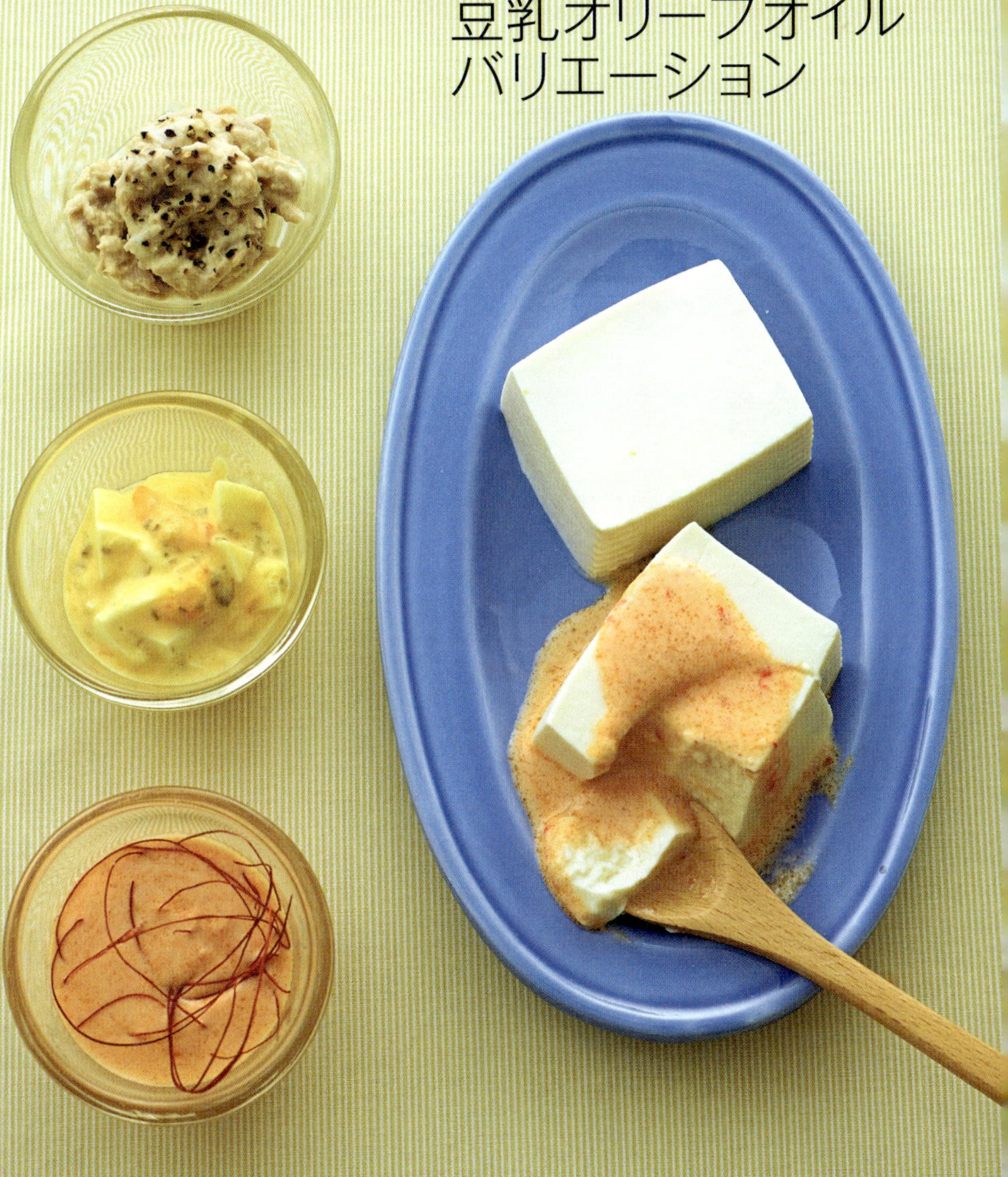

※この料理の作り方は122ページです。

レシピ 27

冷ややっこ 豆乳オリーブオイルバリエーション

毎日食べたい豆腐料理。しょうゆや塩だけでは飽きてしまいそう。そこで、豆乳オリーブオイルをベースに変わりソースを考案。たっぷりかけて召し上がれ。

【材料】(2人分)

絹ごし豆腐 …………1丁(400g)

A
- 豆乳オリーブオイル… 大さじ3
- ゆで卵………………………… 1個
- ピクルス …… ½本(みじん切り)

B
- 豆乳オリーブオイル… 大さじ3
- ツナ(缶・ノンオイル)… 小1缶
- ブラックペッパー…………少量

C
- 豆乳オリーブオイル… 大さじ3
- ごま油………………… 小さじ1
- 豆板醬…………………小さじ⅓

A. タルタルソース

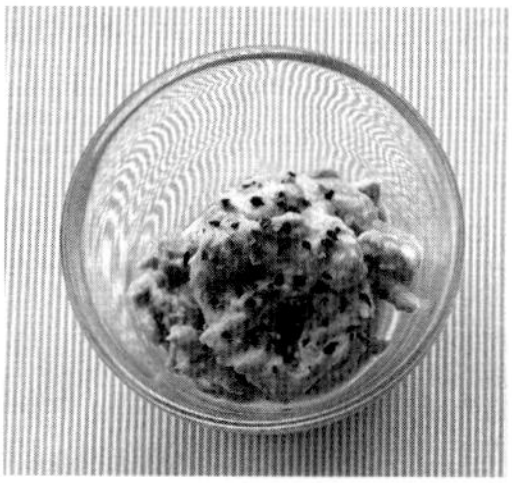

B. ツナソース

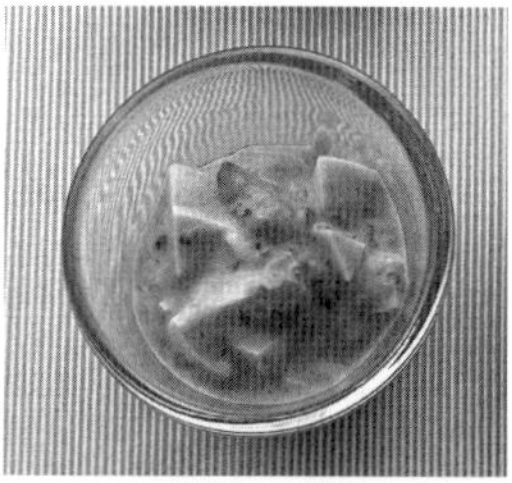

C. 豆板醬ソース

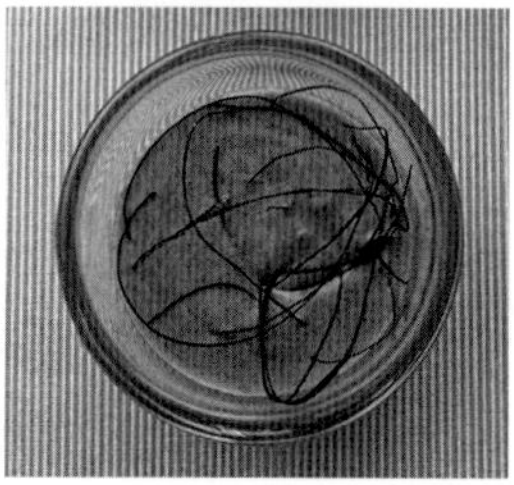

【作り方】

1 豆腐は冷やしておく。

2 ソースはそれぞれ、A、B、C を合わせる。

3 ①に②をかける。

●豆板醬ソースにはお好みで糸唐辛子をかけてください。

レシピ 28

ミニとろろそば

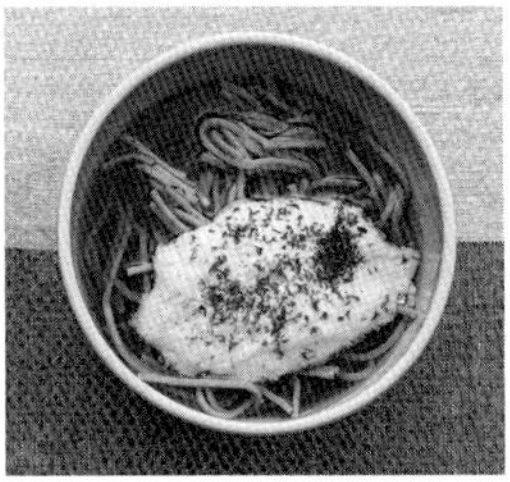

とろろに豆乳オリーブオイルを混ぜることで
まろやかななかにもさわやかな味わいに。
そばつゆは薄めの味つけが合います。

【材料】（2人分）

そば……………………………1束
そばつゆ…………………… 600ml
A「豆乳オリーブオイル… 大さじ1
　 大和いも …… 80g（すりおろす）
青のり…………………………少量

【作り方】

1 そばはゆでて、温めたそばつゆといっしょに器に盛る。
2 Aを合わせておく。
3 ①に②をかけて、青のりをかける。

レシピ 29

エッグベネディクト

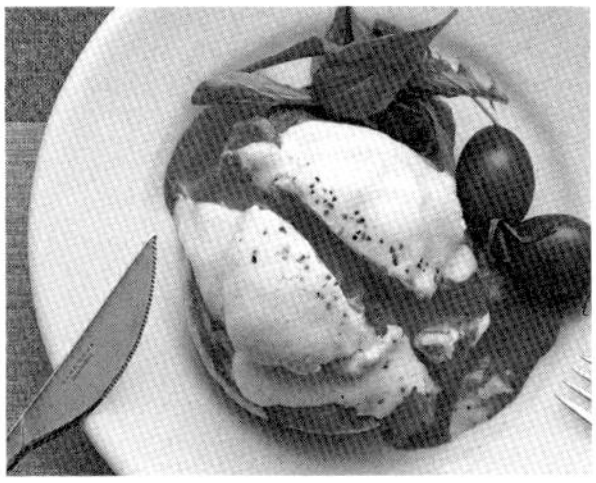

マヨネーズやチーズクリームの代わりに
豆乳オリーブオイルをたっぷりかけます。
低カロリーで卵やサーモンと相性抜群です。

【材料】（2人分）

イングリッシュマフィン…… 1個
（半分に割り、トースターで焼く）
スモークサーモン…………… 4枚
卵……………………………… 2個
酢…………………………小さじ2
豆乳オリーブオイル…… 大さじ3
粗びきこしょう………………少量
サラダハーブ…………………適量
プチトマト…………………… 4個

【作り方】

1 ポーチドエッグを作る。卵を1個ずつ別々の容器に割り入れ、酢を各小さじ1ずつかけておく。鍋にお湯を沸かし、酢（分量外）を加え温度を80度以上に保ちながら卵を1個ずつゆっくり加えて3分加熱し、氷水にとる。
2 マフィンにサーモン、①をのせて豆乳オリーブオイルをかけ、粗びきこしょうをふる。サラダハーブとプチトマトを添える。

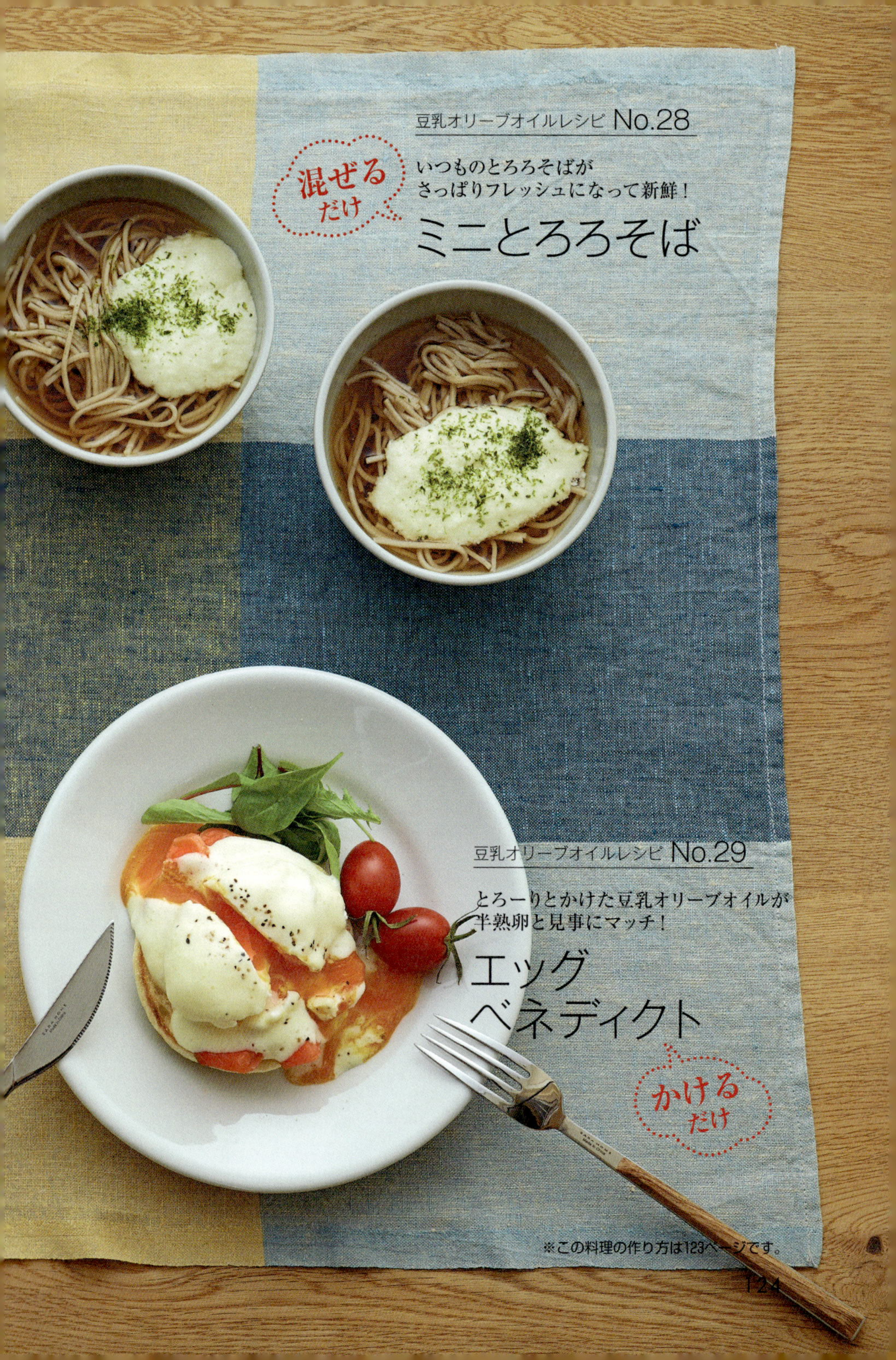

豆乳オリーブオイルレシピ No.28

混ぜるだけ

いつものとろろそばが
さっぱりフレッシュになって新鮮！

ミニとろろそば

豆乳オリーブオイルレシピ No.29

とろーりとかけた豆乳オリーブオイルが
半熟卵と見事にマッチ！

エッグベネディクト

かけるだけ

※この料理の作り方は123ページです。

豆乳オリーブオイルレシピ No.30

混ぜるだけ

グラタンの中身は豆乳オリーブオイルで
あえたアボカド。こんがり焼けたチーズで食欲倍増！

アボカドグラタン

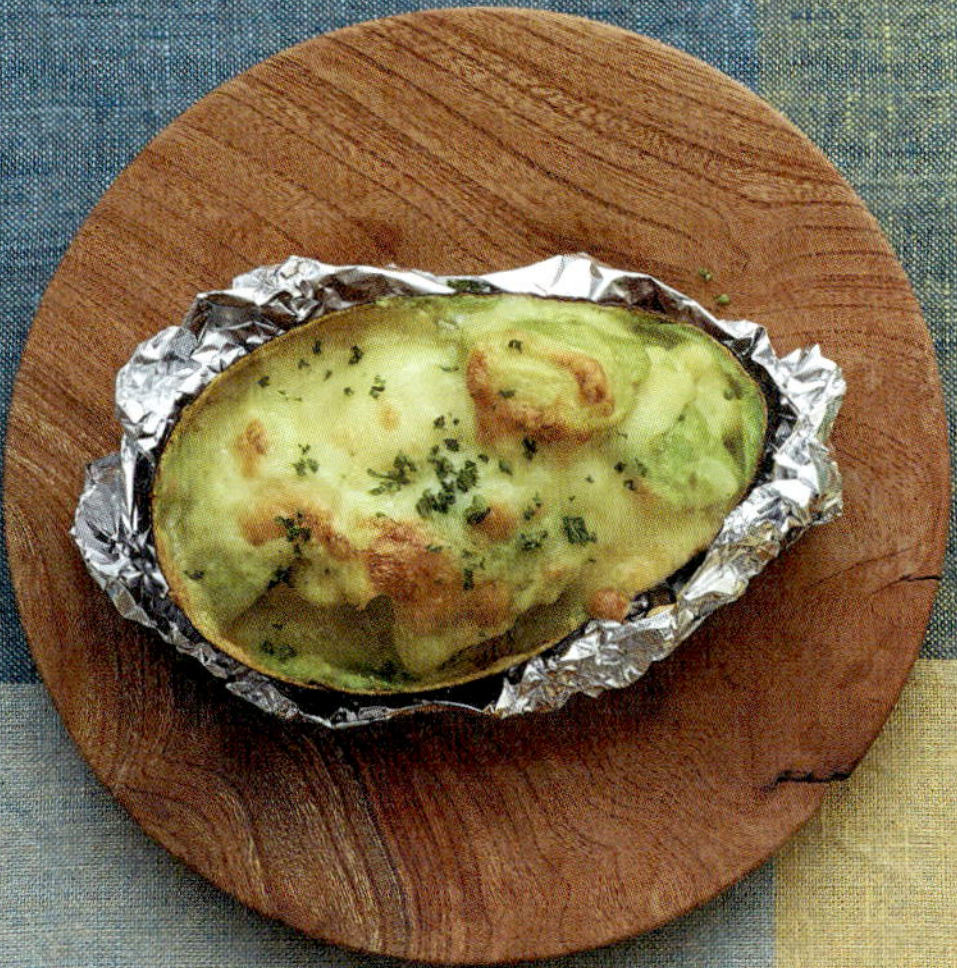

※この料理の作り方は126ページです。

レシピ 30

アボカドグラタン

アボカドの皮を容器にしたおしゃれなグラタン。
生クリームでなく、豆乳オリーブオイルを使って
軽い味わいとカロリーオフを実現。

【材料】（2人分）

アボカド……………………… 1個
レモン汁………………… 小さじ2
豆乳オリーブオイル…… 大さじ4
塩・こしょう………………各少々
ピザ用チーズ………………30g
パセリ…………………………少量

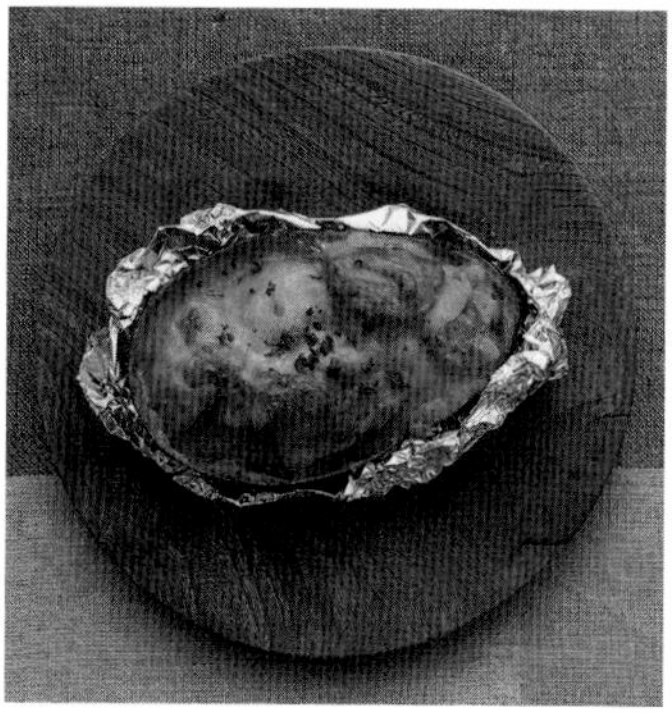

【作り方】

1 アボカドは半分に切って種を除き、中身をくり抜き2㎝角に切る。
2 ①のアボカドをレモン汁であえ、豆乳オリーブオイルでさらにあえて塩、こしょうをし、アボカドカップに戻す。
3 ②の皮の部分をアルミホイルで包みチーズをかけ、トースターで焦げ目がつくまで焼き、パセリを散らす。

MEMO

マヨネーズや生クリーム、バターを減らそう。

ダイエットのために摂取カロリーを減らしたいなら、豆乳オリーブオイルをいろいろな料理に活用して。マヨネーズや生クリーム、バターを使うとどうしてもカロリーが高くなってしまうから気をつけて。

おわりに

1日1回、豆乳オリーブオイルを使ったメニューは、いかがでしたか？

毎日なんて面倒なのでは？　と思った人もいるかもしれませんが、豆乳オリーブオイルは作り置きできるので、意外と簡単に実行できたのではないでしょうか。まず、できそうな料理を作ってみたら、「簡単で美味しい」という声を多くいただいています。そして、「美味しいから続けたくなった」、「続けることができた」、という人がいました。さらに「なんとなく体調がよくなった」、「少しだけど体重が減った」といううれしいご報告もいただきました。

豆乳オリーブオイルは、ふだん使いの身近な食材、どの調理法とも相性がいいので、慣れてきたら、どんどん自分流にアレンジしてみてください。続けることで体の変化を実感できるはずですよ。

料理＆器スタイリング　小山浩子
栄養計算　鈴木玲子
調理アシスタント　亀田真澄美　石野久子　大谷友子　石野真奈美
撮影　TOMOMI.SORA
編集協力　石井くみ子
イラスト　船越谷香
撮影協力　UTUWA　キッコーマン飲料　日本製粉
構成・文　近内明子

参考文献　「血管」を鍛えれば健康寿命はのびる！(宝島社)
図解　血管を強くする　ジュース＆レシピ(新星出版社)
おいしくて、からだにいい　オリーブオイルの選び方　使い方(池田書店)

血管《けっかん》がぐんぐん若返《わかがえ》る!!

豆乳《とうにゅう》オリーブオイル

2016年 9 月30日　第 1 刷発行

著　者　小山浩子《こやまひろこ》　監　修　池谷敏郎《いけたにとしろう》

発行者　舘　孝太郎

発行所　株式会社集英社インターナショナル
〒101-0064　東京都千代田区猿楽町 1 - 5 -18
電話：03-5211-2632

発売所　株式会社 集英社
〒101-8058　東京都千代田区一ツ橋 2 - 5 -10
電話：読者係　03-3230-6080
販売部　03-3230-6393 (書店専用)

印刷所　大日本印刷株式会社
製本所　ナショナル製本協同組合

 ISBN978- 4 -7976-7333- 3 C0095